健康寿命をのばす最高習慣

腎臓を強くすれば長生きできる

YouTuber
看護師・腎臓病療養指導士
看護師ざき

リベラル社

チェックリスト

あなたの腎臓、大丈夫ですか？

次の項目に「はい」か「いいえ」で答えてください。
Aと Bの合計数であなたの腎臓の状態を判定します。

❶ 食事はいつも腹八分目に抑えている　はい・いいえ

❷ 野菜や海藻、キノコ類のどれかを毎食取り入れている　はい・いいえ

❸ 野菜やタンパク質を先に食べている　はい・いいえ

❹ 肉以外のタンパク質（魚や卵、大豆など）も食べている　はい・いいえ

⑤ 1日30分間のウォーキングや水泳などを実践している　はい・いいえ

⑥ 食後に軽い運動やストレッチをしている　はい・いいえ

⑦ ストレスは溜め込まないようにしている　はい・いいえ

⑧ 定期的に歯科検診を受けている　はい・いいえ

⑨ 寝る直前にスマホやタブレットを見ることはない　はい・いいえ

⑩ 食事以外でも水分はよく飲む方だ　はい・いいえ

「はい」の数　→　　　個　＝Ⓐ

1 夜9時以降に夕食を食べることが週3回以上ある はい・いいえ

2 ラーメンや牛丼、ファストフードを週に3回以上食べる はい・いいえ

3 100%果汁のジュースをよく飲む はい・いいえ

4 朝食に菓子パンや惣菜パンを食べる日が週3回以上ある はい・いいえ

5 週に一度も青魚を食べないことがある はい・いいえ

6 便秘になりがちである はい・いいえ

7 座ったままの姿勢で長時間過ごすことがある はい・いいえ

「いいえ」の数 → 個 ＝ B

8 1日の睡眠時間が6時間より少ない　はい・いいえ

9 午後2時以降にカフェインの入った飲み物をよく飲む　はい・いいえ

10 喫煙の習慣がある（身近に喫煙者がいる）　はい・いいえ

判定は次のページです。

Ⓐ＋B＝

個

Ⓐと🅱の合計点数は何点でしたか？

●7点以下 だった あなたは……

腎臓が悪くなりやすい生活習慣です。疲れやすさや高血圧のサインが出ているかもしれません。このままでは、生活習慣病が悪化し、最終的には「透析」が必要になる可能性もあります。

これ以上、腎臓を傷つけないために、また、少しでも腎臓を元気にするために生活習慣を全面的に見直しましょう。そして、腎機能を高めるための体質改善を継続し、健康な体を手に入れましょう。

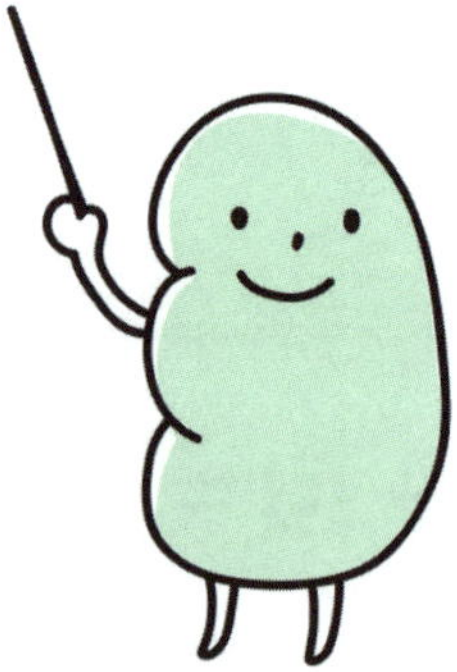

腎臓のリスクチェック

判定&アドバイス

●15点以上だった あなたは……

健康的な生活スタイルを維持し、日々自分の健康のために努力を惜しまない様子が目に浮かびます。あなたの生活は腎臓にとってほとんど理想的で、腎機能が悪化しにくい生活習慣だと言えます。

しかし、人生は長いもので、生活環境や職場環境、人間関係の変化で健康的な生活スタイルが崩れてしまうことがあります。

今後も今の生活習慣を継続しつつ、さらに年齢を重ねても腎臓が元気でいられるよう心がけましょう。

●8～14点だった あなたは……

腎臓を守る理想的な生活習慣と腎臓にダメージを与える生活習慣が混在しています。今の生活習慣を続けていると、年齢を重ねるごとに腎機能が低下していき、合併症で苦しい思いをすることもあるでしょう。

今からでも遅くはありません。元気なうちに不規則な生活を改め、腎臓を守る習慣を毎日少しずつ取り入れていきましょう。

はじめに

はじめまして。ＹｏｕＴｕｂｅで「腎臓サポートチャンネル」を運営している看護師ざき（磯崎祐聡）と申します。

このチャンネルは、

「健康診断で腎臓が弱っていると指摘された」

「腎臓の機能が低下している家族がいるので、どうにかしたい」

と悩んでいる方々に、解決の糸口を提供するために始めました。

また、私は内科（腎臓内科と糖尿病内科の混合病棟）で長年働いてきましたが、ご高齢の方に言葉だけで専門知識を理解してもらうのは困難だと感じてきました。

そこで、腎臓を守るためのポイントを動画でわかりやすく発信したいと考えたことも、ＹｏｕＴｕｂｅを始める動機になりました。


ところで、みなさんは腎臓の重要性をどれだけ理解しているでしょうか？

実は腎臓は人体の中で最も大事な臓器と言っても言い過ぎではありません。

「いやいや、腎臓より大事な臓器は他にもあるでしょう」

「腎臓なんて尿を排出しているだけじゃないの？」

もしかしたら、こんなふうに考えている人もいるでしょう。

でも、腎臓は人が長生きするために欠かせない臓器なのです。


もちろん、生きていくにはどの臓器も大事なのですが、腎臓の機能が衰えてしまうと、私たちは長く生きることができません。

腎臓がはたらかなくなると「人工透析」という治療が必要になります。

これはうまく機能しなくなった腎臓の代わりに、不要になった水分や塩分、老廃物を機械の力で取り除き、血液をきれいにする治療のことです。

２００４年に日本透析医学会が透析を始めた人の寿命を追跡した調査では、40歳で透析を始めた人の平均余命は約20年であることがわかりました［１］。

つまり60歳までしか生きられない計算です。

ちなみに40歳の時点で腎臓が健康だと、統計的には約40年元気で生きられることがわかっています。この事実は、腎臓の機能が低下すれば余命が半分になってしまうことを意味しています。

現在の日本では、透析の前段階である「慢性腎臓病」にかかっている方が年々増加しています。その数、およそ１４８０万人［２］。これは成人の７人に１人、45歳以上の方の４人に１人に相当する数です。

でも安心してください。

この本では、腎臓の機能を高めるための習慣を網羅的に紹介しています。どの対策も根拠のあるものですし、私が日々患者さんと接するなかで効果があると実感しているものだけを選びました。

みなさんがこの本を読み終えたときには、2つのものを手に入れるでしょう。1つは腎臓についての正しい知識。そして、もう1つは健康に生きられる時間、つまり「健康寿命」です。

理想の未来を手に入れるために、本書の内容を1つずつ実践していきましょう。

看護師ざき（磯崎祐聡）

もくじ

第2章
腎臓を壊すNG習慣

第3章
腎臓をダメにする食生活

第4章 腎臓を守るためには黒いものを食べなさい

第１章

あなたの寿命は「腎臓」が決める

腎臓はなぜ大事な臓器なのか？

日本人の死因には腎臓が関わっている？

「はじめに」でもふれたように、腎臓は**人の寿命を決定づける**重要な臓器です。

では、なぜ腎臓が衰えると寿命が短くなってしまうのでしょうか？

日本人の亡くなる原因を見れば、その答えがわかります。

左は厚生労働省が発表している令和４年（２０２２年）版「人口動態統計」です。

この資料を見ると、死因で最も多いのは悪性新生物（＝がん）で、次が心疾患、さらに老衰、脳血管疾患と続きます。


ここで疑問を持たれた方もいるでしょう。

日本人の主な死因

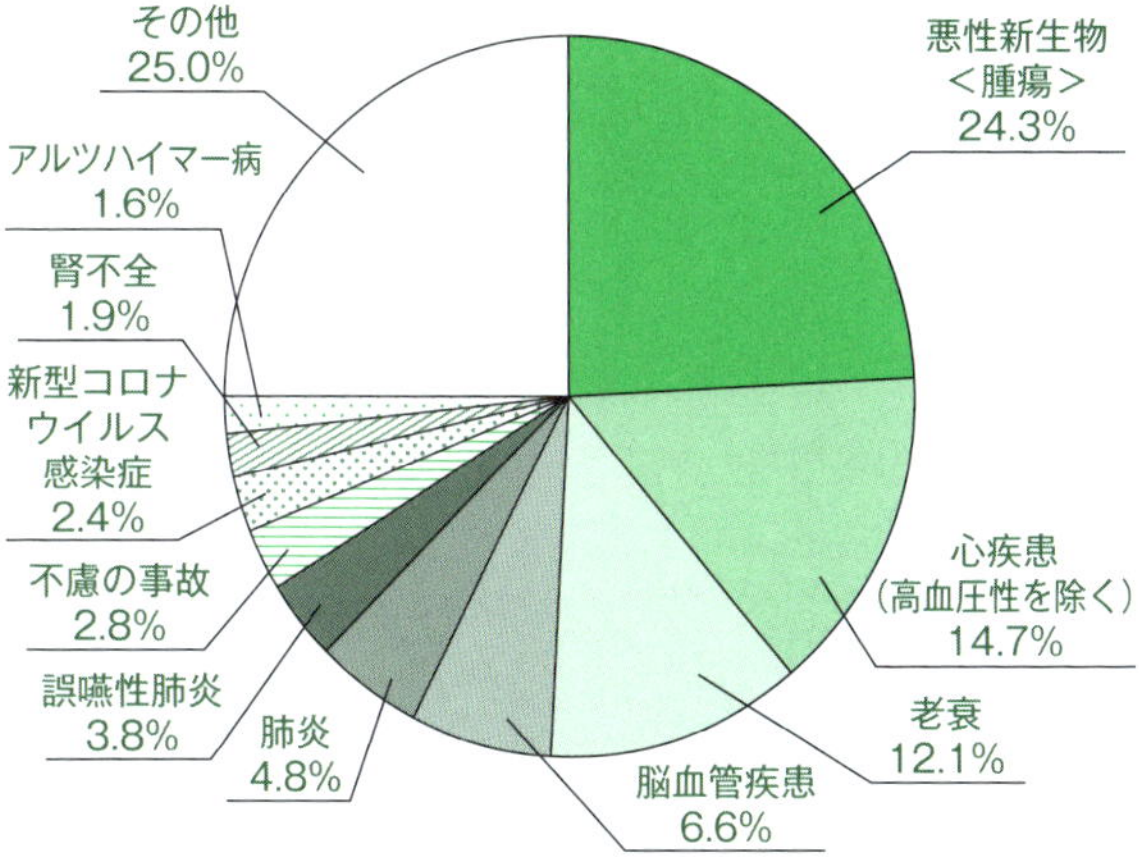

※厚生労働省「人口動態統計（2022年）」より

腎臓に関する病気を探すと、ようやく9位に「腎不全」が登場します。腎臓は寿命と密接に関わっていると言うけれど、死因の9番目ならそこまで気にする必要はないんじゃないか。そう思いませんでしたか？

実はその考えこそが危険なのです。

腎臓は体の中でさまざまな役割を担っており、**他の多くの臓器と深い関わり**を持っています。死因の1位から8位は一見、腎臓とは無関係に見えますが、実はどれも腎臓と影響を及ぼし合っています。

死因の1～7位は、老衰と不慮の事故を除くと、大きく2つに分けられます。

免疫機能が関わるもの……悪性新生物（1位）／肺炎、誤嚥性《ごえんせい》肺炎（5、6位）

血管機能が関わるもの……心疾患（2位）／脳血管疾患（4位）

また、8位の新型コロナウイルス感染症も免疫機能に関わるものに分類されるでしょう。

のちほど詳しく説明しますが、腎臓にはいくつかの重要な役割があります。

なかでも大切なのは、**免疫力の維持**と**血管（血液）のコントロール**です。

腎臓が弱ると、これらの機能がうまくはたらきません。

免疫力が落ちると、細菌やウイルスに抵抗することができなくなり、がんや肺炎、誤嚥性肺炎にかかりやすくなります。また、「血管が細くなる」「血管の壁が薄くなる」など、血管の衰えは心疾患や脳血管疾患を招きます。

このように、腎臓の機能が低下すれば、日本人が亡くなる代表的な病気を引き寄せることになるのです。腎臓がどれだけ重要な臓器なのかおわかりいただけたでしょうか。

腎臓が弱るとリスクが高まる2つの病気

腎臓の機能が低下すると、リスクが上昇する２つの病気があります。

１つは**心血管系合併症（CVD）**です。

心血管系合併症とは、血管が細くなったりふさがったりすることで、心筋や脳細胞に栄養や酸素が十分に行き届かなくなってしまう病気です［１］。

先ほどふれたように、腎臓には血管を健康な状態に保つはたらきがあります。

ですから、腎臓の調子が悪くなれば、そのまま血管は劣化していきます。

血管が劣化し、心臓の血管がふさがれば、狭心症、心筋梗塞、心不全などのリスクが高まります。血管が劣化すると危険なのは心臓だけではありません。脳の血管も同じような状態になれば、脳梗塞を引き起こす可能性が高くなるでしょう。

2005年に、福岡県久山町《ひさやままち》で慢性腎臓病の町民2634人の健康状態を調査したところ、男性で心血管系疾患、女性で脳血管系疾患のリスクが高いという結果が得られました［2］。

・階段をのぼっているときに、胸に圧迫感がある
・強いストレスがかかると胸や背中に痛みを感じる
・急に胸がドキドキする
・脈が不規則に打つことがある

胸の痛みに要注意

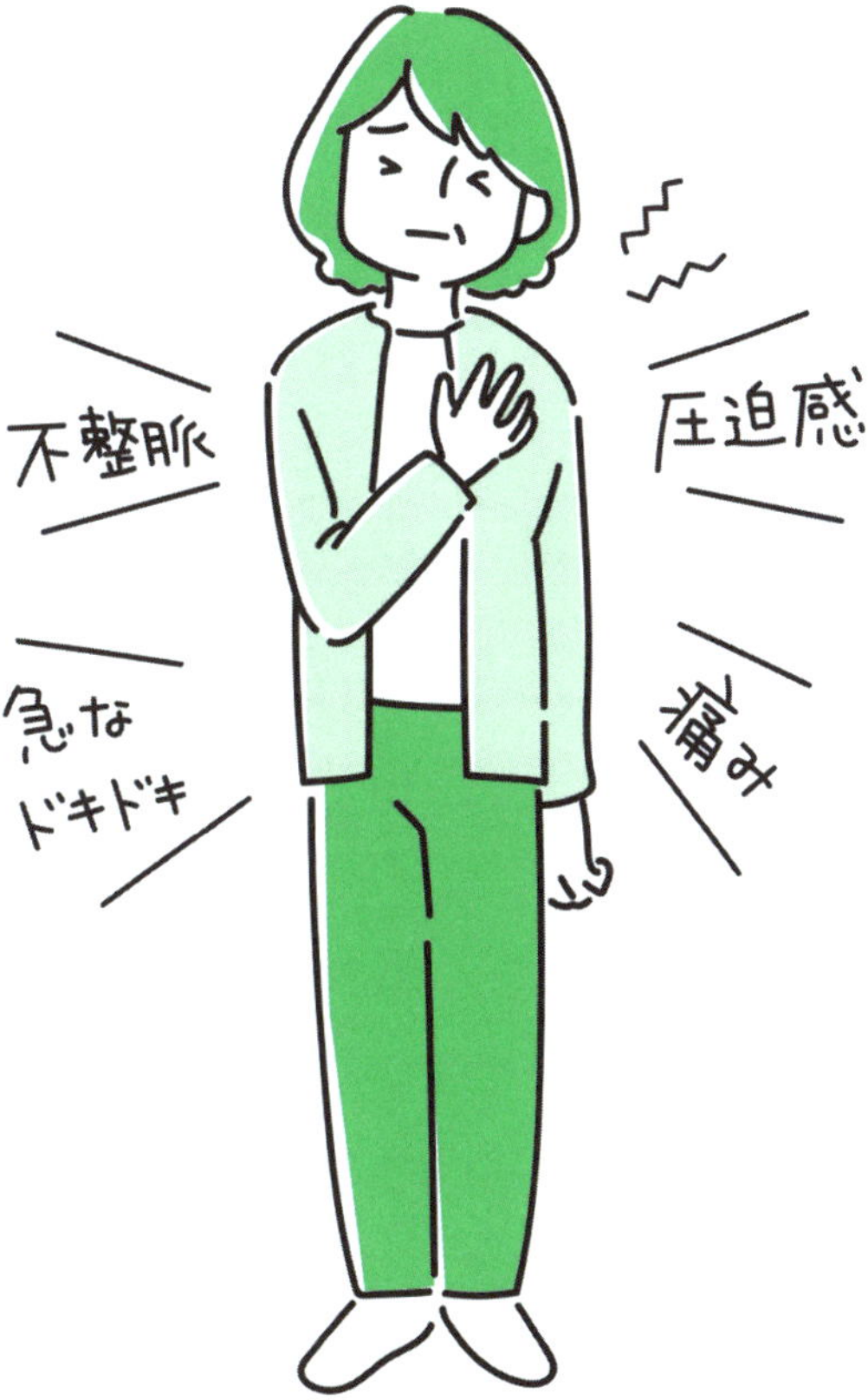

腎臓のはたらきが弱ると血液が全身に行き渡らず、心臓に強い負担がかかる。胸に痛みや圧迫感がある方は要注意！

こうした症状に心当たりがある方は、**心臓の血管に異常が起きているかもしれない**ので、くれぐれもご注意ください。

腎臓が弱るとリスクが高まる病気の2つ目は**感染症**です。

感染症とは、**細菌やウイルスなどの病原体が空気や水、動物、人などを経由して体内に侵入し、さまざまな症状を引き起こす病気**のことです。

「感染症」と聞くと新型コロナウイルスを連想する人が多いと思いますが、風邪やインフルエンザ、細菌性・ウイルス性の肺炎やウイルス性胃腸炎なども感染症に分類されます。では、感染症と腎臓はどんな関係があるのでしょうか？

実は、腎臓が悪くなると感染症にかかりやすくなるのです。

血液の中には「白血球」という成分があります。白血球は体の外から侵入してきた異物を撃退し、体を守る役割をしています。

腎臓は血液をコントロールしているので、**腎臓の機能が低下すると白血球の量や機能をうまく維持できません。**白血球が減少すると免疫力が下がりますから、とたんに感染症にかかりやすくなるのです［３］。

腎臓が弱ると、さまざまな病気を招くことがおわかりいただけたと思います。

腎臓には全身の血液の20％が流れ込む

ここまでの説明で、腎臓が大事な臓器であることはご理解いただけたでしょう。

では、「腎臓」についてもう少し掘り下げてみます。

腎臓とは、そもそもどんな臓器で、どのような役割があるのでしょうか。

腎臓は腰骨の上あたり、背中側に左右１個ずつあるソラマメのような形の臓器です。大きさは縦が10～12㎝、横が5～6㎝、重さ120～150gと、体の中で5番目に重い臓器と言われています。

また、腎臓に入ってくる血液量は1分間で約1L《リットル》と言われています。みなさんは、この血液量を多いと思いますか、少ないと思いますか？この分量、他の臓器と比べてもかなり多いのです。

心臓から送られた血液が各臓器にどのような割合で流れ込むのかを調べたところ、腎臓には**約20％の血液が流入している**ことがわかりました［4］。腎臓の大きさは**体重の約200分の1**。この大きさの臓器に心臓から全身に送り出された血液の約20％が入るわけですから、いかに腎臓がたくさんの血液を扱う臓器なのか、わかるでしょう。

腎臓はどこにある？

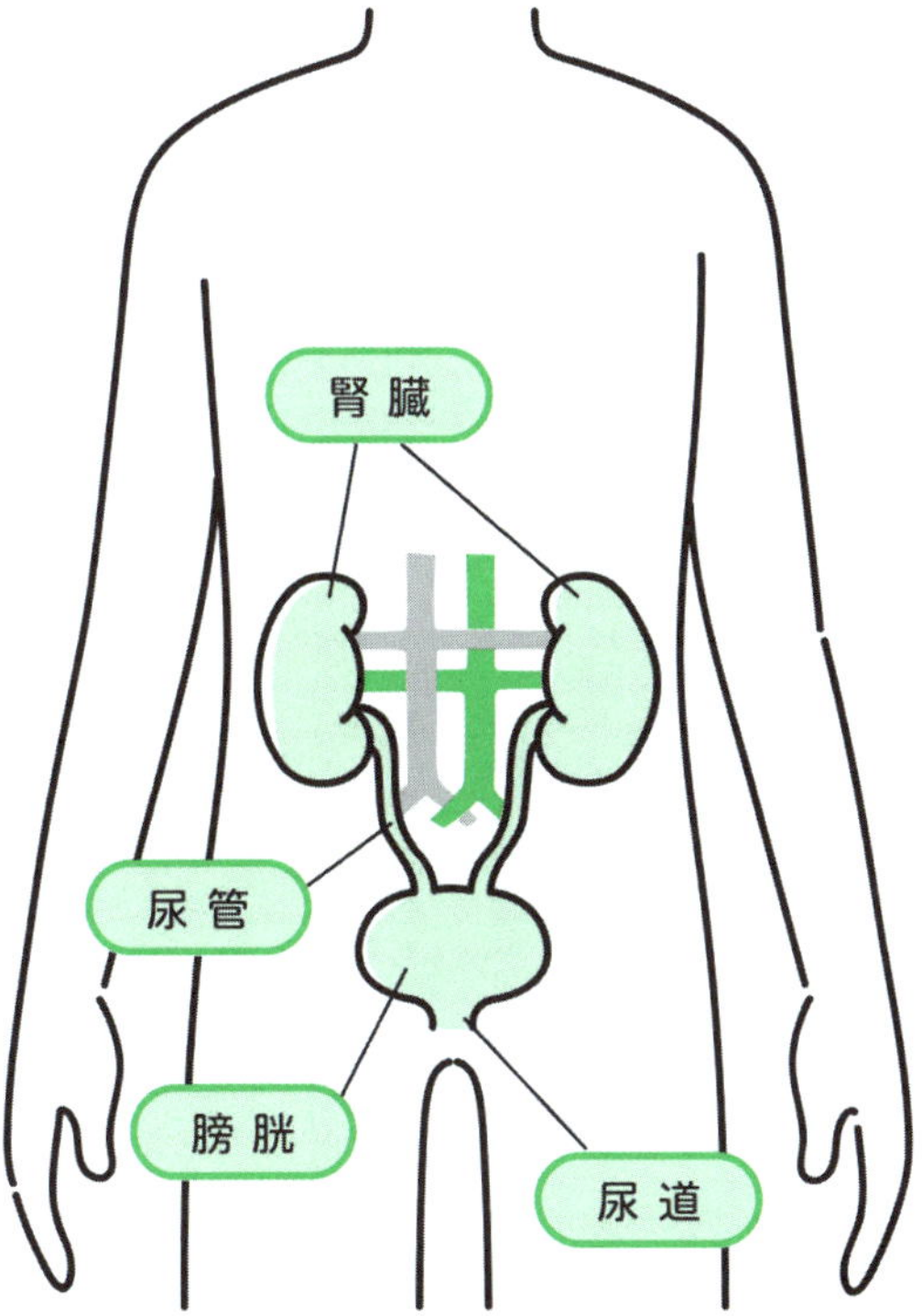

腎臓は腰のすぐ上、背中側に２つある。大きさはにぎりこぶし程度。この臓器に全身の約20%の血液が流れ込む。

腎臓は細い血管の集合体

では、腎臓はどのようなつくりになっているのでしょうか？
腎臓の内部は細かい血管の集合体です。そして、尿をつくる**ネフロン**という「装置」が1つの腎臓につき、70万～100万個あると言われています。

1つのネフロンは**腎小体（糸球体＋ボーマンのう）**と**尿細管**でできています。

糸球体は、細くて小さな穴のあいた血管（毛細血管）が毛糸の玉のようになっている組織です。糸球体は、この無数の血管を通る血液から老廃物を濾過《ろか》する役目を担っています。腎小体と腎盂《じんう》（腎臓と尿管をつなぐ空間）をつないでいる管が尿細管。尿細管は、糸球体が血液を濾過した液体（原尿）から必要なものを吸い上げ、不要なものを腎盂に送ります。

また、ネフロンとネフロンの間には間質《かんしつ》という組織があり、その内部にはネフロンへ栄養を送る血管やネフロンが崩れないように支える細胞が存在しています。

尿がつくられるしくみ

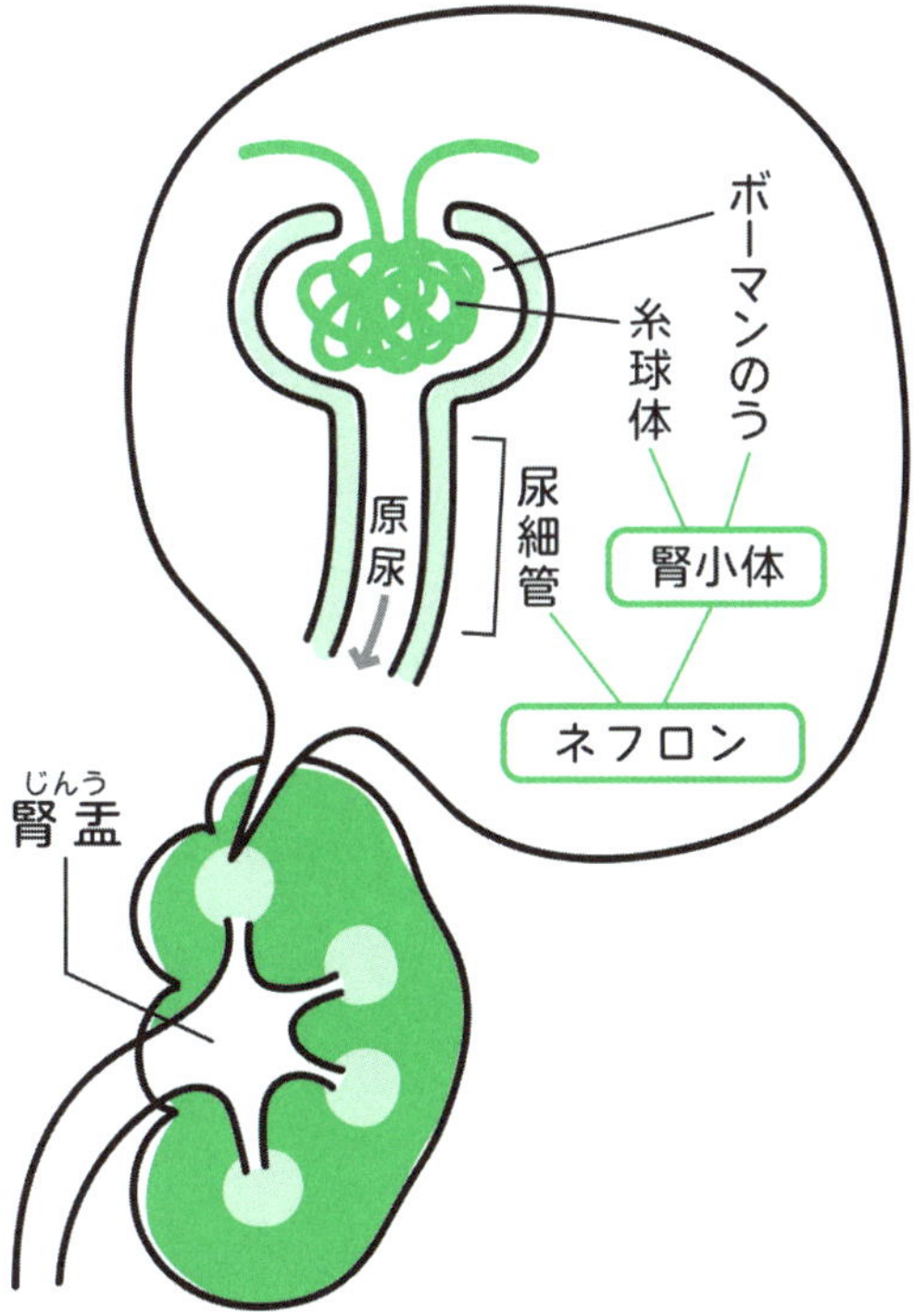

糸球体は毛細血管の集まり。ここで濾過された液体のうち、不要なものが腎盂を経由して尿として排出される。

腎臓には6つの役割がある

では、腎臓にはどんな役割があるのでしょうか。

この本を読まれている方の多くは、

「腎臓ってオシッコをつくるところでしょ？」

「他に何か役割があるの？」

そんなふうに考えているかもしれません。

もちろん、尿をつくるのは腎臓の重要なはたらきの1つですが、これは腎臓が担っている役割の一部にすぎません。

ここで、腎臓の6つの役割を見ておきましょう。

①老廃物を体の外に排泄する

生きていると必ず老廃物が発生します。

たとえば、タンパク質が体内で燃やされた後のカスや、筋肉を動かしたときに出るゴミ（クレアチニン）はその代表格。腎臓はこうした**老廃物を尿に溶かして体の外に排出**しています。

②水分や電解質の調整を行う

私たちの体はいろいろなものを食べたり飲んだりしても、水分や電解質※が常に一定に保たれています。なぜでしょうか？

それは、腎臓が尿の濃度を変えることによって、**体液のバランスを調節**しているからです。

水分を大量に飲むと、透明な尿がたくさん出ますよね。

※電解質……ナトリウム、カリウム、カルシウム、マグネシウムなど、体液中に存在するミネラルのこと。神経や細胞、筋肉を正常に機能させるために必要となる。

また、寝起きやのどが乾いているときなどは、濃い尿が出る（トイレの頻度が少なくなる）はずです。これは、腎臓が血液の濃度を適切に調節することで、尿の濃さを変えているのです。

③ホルモンを分泌する

腎臓は血液のコンディションを調整する**2つのホルモンを分泌**しています。

1つは血液をつくるエリスロポエチンというホルモン。このホルモンは、骨髄の赤血球の生産を助けます。

もう1つはレニン。腎臓に流入してくる血液の量から血圧の変化を感知し、血圧が一定に保たれるように調整してくれるホルモンです。

これらのホルモンが腎臓から分泌されることで、血液の環境が整えられているのです。

腎臓と赤血球

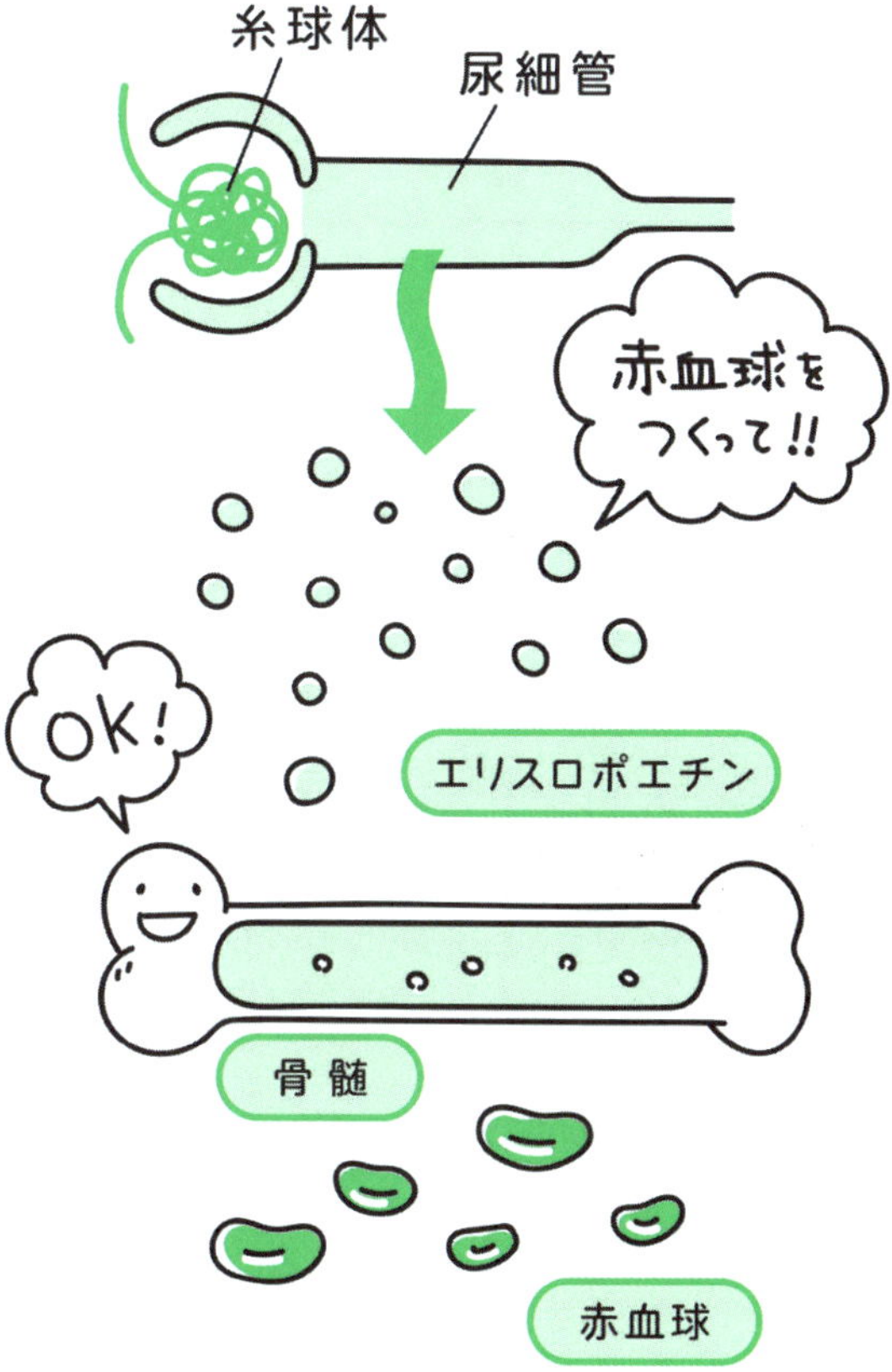

尿細管付近でつくられるエリスロポエチンは、骨髄にはたらきかけて赤血球を増やす。

④ビタミンDの活性化

腎臓には**ビタミンDを活性化する**はたらきがあります。

ビタミンDは、カルシウムの吸収や骨の成長をサポートするなど、健康な体づくりを促すビタミンです。腎臓がビタミンDを活性化することで、腸内のカルシウム吸収や骨密度の増加が促進されます。

⑤空腹時に「糖」をつくり出す

人間はエネルギーを体内に行き渡らせるために、血糖値（血液中のブドウ糖の割合）を一定に保っておかなければいけません。しかし、何も食べない状態が続き、栄養が供給されなくなると、血糖値が下がっていきます。こういうとき、私たちの体には**糖をつくり出す機能**が備わっています（糖新生）。

この機能は主に肝臓で行われていると考えられてきましたが、腎臓にも同じ役割があることが最近の研究で明らかになりました。

⑥不要なホルモンを分解する

ホルモンは、体のはたらきを調整する化学物質です。

しかし、大量に分泌されて不要になるホルモンも生まれます。腎臓には、この**不要なホルモンを適切に排出するはたらき**があります。

ここで挙げた腎臓のはたらきは他の臓器とも関係しているので、腎臓がうまく機能しなくなると体全体の活力が失われてしまいます。活力が失われた状態がいつまでも続けば、長生きができなくなることは簡単に想像できるでしょう。

では、腎臓が弱っているかどうかは、どうすればわかるのでしょうか？

腎臓が弱っているサインをキャッチする

腎臓は我慢強い臓器？

今、自分の体に腎臓からのＳＯＳが現れているのかどうか気になっている方も多いでしょう。

ところが困ったことに、この本を読んでいるあなたの腎臓がボロボロになっていても、全体の60％程度が機能していれば症状を感じることはありません。

こんな話をすると、「え？　４割が動いていないのに自覚がないの？」と多くの方が驚かれます。

腎臓は「我慢強い臓器」「沈黙の臓器」と言われ、**なかなか自分からＳＯＳを出してくれません**。そのため、前ぶれもなく突然動かなくなってしまうのです。

みなさんのまわりにも、有能で仕事ができる人っていますよね。

でも、自分で何でもできるからとたくさんの仕事を抱えてしまって、結局、限界に達してダウンしてしまう……ということがよくあります。

腎臓が動かなくなる状況も、これと似ています。

腎臓は能力が高くて他の臓器では対応できない重要な機能があるので、とにかく頑張ってしまうのです。

これがどういうことなのか、わかりますか？

もし、これからお伝えする腎機能低下の症状が体に出ているとすれば、**すでに腎臓が相当なダメージを受けている**と考えるべきなのです。

そうなる前に、腎臓にやさしい生活習慣を身につけなければいけません。

なお、生活習慣の改善については次章で詳しくお話しします。

ここでは、腎機能の低下を示す代表的なサインを3つご紹介しましょう。

腎臓が弱っているサイン① むくみがとれない

夕方になると履いていた靴下がキツくなって、跡が残ってしまったという経験はないでしょうか？

これは、「長時間のデスクワーク」「アルコール・塩分のとりすぎ」「運動・睡眠の不足」などが原因で、**下半身に水が溜まりやすくなっている**のです。

ただし、こうしたむくみの多くはあくまで一時的なもので、必ずしも異常というわけではありません。

一方で、1日中むくんだ状態が続くのは問題です。腎臓がうまく機能していないサインだからです。

これは腎臓でオシッコをうまくつくれないため、体の中に水分が溜まっている、あるいは、血液中のタンパク成分が尿に漏れ出し、水分が血管の外に出てしまっている状態です。いずれにせよ、体の外に出さなければならない水分が体の中に溜まっているわけですから、正常とは言えません。

では、むくみが正常かどうかはどのように見分ければいいのでしょう？

まず、足の甲や足首を指で5秒くらい押してから離してみてください。**押した跡が10秒経っても元に戻らなかったら、それは悪いむくみ**です。

足に水が溜まれば下腿《かたい》のむくみ、お腹に溜まれば腹水《ふくすい》、肺に溜まれば肺水腫《はいすいしゅ》になりますから要注意です。

腎臓が弱っているサイン② 階段をのぼるとドキドキする

「階段をのぼる」「坂道を歩く」といった心臓に負荷がかかる動きをするときに胸がドキドキする方は、腎臓が悪くなっている可能性が高いです。

腎臓には血液の中の赤血球をつくり出す機能があります。

腎臓の機能が低下すると赤血球の数も減りますから、全身に酸素を送り届けることができません。いわゆる貧血の状態です（腎臓が悪いために起きる貧血なので腎性貧血とも言います）。

貧血になると酸素を全身に送り届けようと心臓がたくさん動くため、ドキドキするのです。このことから、動悸《どうき》が激しい人は、腎臓が弱っている可能性が高いと考えられるのです。

なお、動悸以外に現れる貧血症状としては、爪や顔、まぶたの裏の変色（白くなる）、頭痛、倦怠感、集中力の低下などが挙げられます。

胸の痛みや動悸に注意！

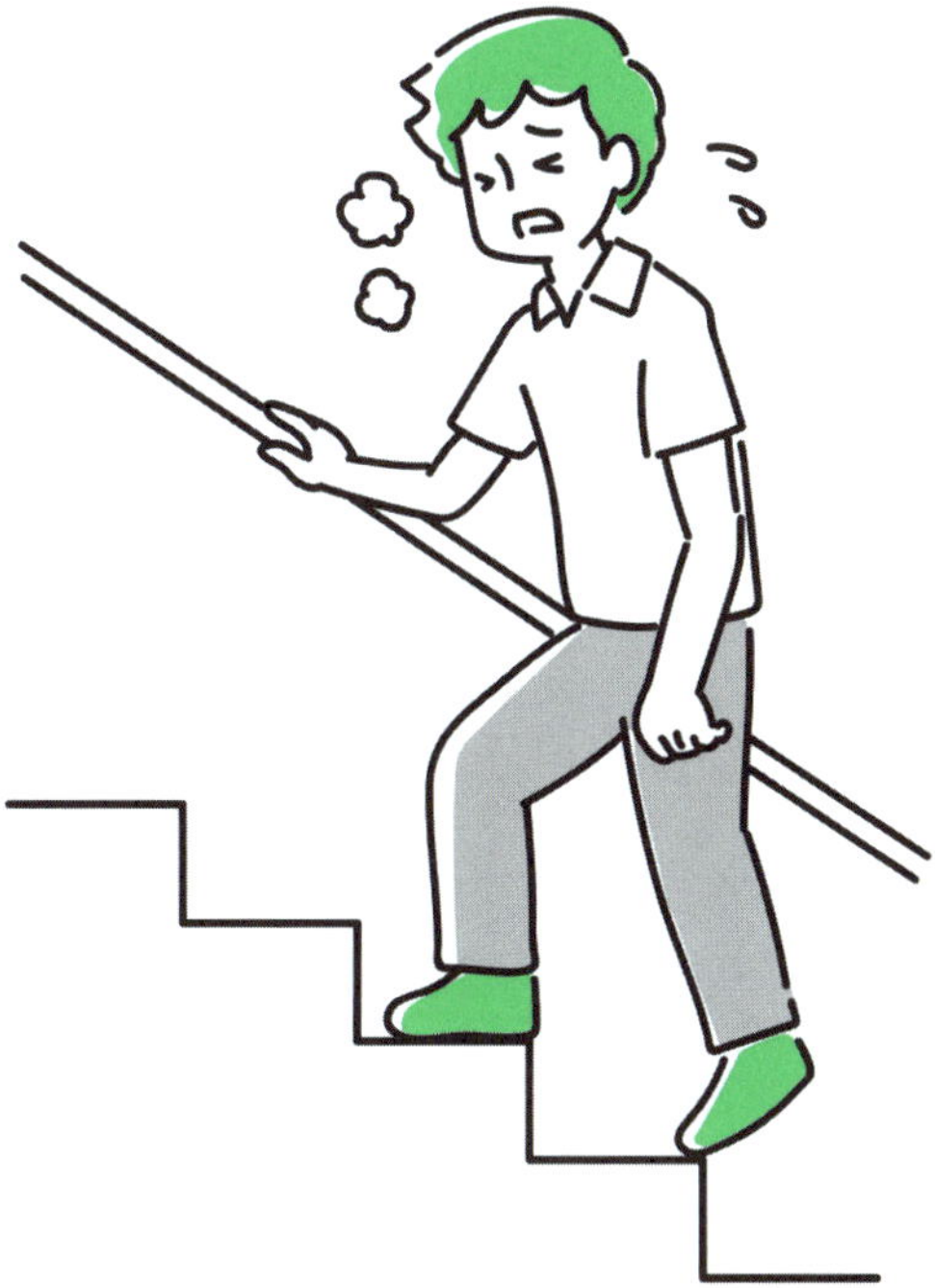

階段で胸がドキドキするのは腎臓が弱っているサインかも。

腎臓が弱っているサイン③　尿毒症になっている

尿毒症と言われて、すぐにどういうものかイメージできる人は少ないでしょう。

腎臓は人体にとって有害なものを尿に溶かし、体の外に出しています。

いわば**不要な物質の排出工場**なのです。

ところが、腎臓の機能が低下すると、尿がうまくつくれなくなり、体にとって有害な物質を体の外に出すことができなくなります。その結果、体内に毒が溜まり、さまざまな不都合が起きてしまう……これが尿毒症です。

症状は非常に多いのですが、

・思考力の低下
・全身の倦怠感

・口臭の悪化
・皮膚の黒ずみ
・血圧の上昇
・尿量の減少

などが、典型的な腎機能低下のサインです。

繰り返しになりますが、ここでご紹介したものは、腎機能が半分以下になって初めて出てくる症状です。つまり、**この症状が出ていたら手遅れの可能性もあります**から、将来的には「透析」が必要になるかもしれない、ということです。危険な状態になる前に、健康的な生活を心がけましょう。

腎臓はどのように衰えていくのか

腎機能が低下する3つの要因

ここまで読まれてきた方は、腎臓を守る方法や腎臓の機能を回復させる方法を早く知りたいと思っているでしょう。

よくわかります。ですが、具体的な対策についてご説明する前に、もう少しだけ腎臓に関する説明におつきあいください。

ここからは、腎臓がどのように衰えていくのかを見ていきましょう。

腎臓の機能が低下していく要因は3つあります。

酸化、糖化、慢性炎症です。

これらは動脈硬化や糖尿病、脂質代謝異常症を引き起こす（加速させる）要因になり、腎臓をジワジワと攻撃していきます。

では、酸化、糖化、慢性炎症とは、それぞれどのような状態なのでしょうか。

体の中の細胞が壊れる「酸化」

酸化とは**体の中がサビだらけになっている状態**です。

ピンとこない方は、リンゴを半分に切ってそのまま放置した状態をイメージしてみてください。

リンゴを切ったものを放置すると、表面が茶色く変色し、表面がボコボコになりますよね。当然、味も悪くなります。これはリンゴが酸化したからです。

同じような現象が体の中でも起こっていると考えてください。

サビだらけになる原因は、体の中で発生した**活性酸素**です。

活性酸素とは、名前の通り「酸素」から生まれる物質ですが、タンパク質や脂肪を酸化させ、細胞を傷つけるだけでなく、老化や疲労の原因にもなる危険な物質です。


呼吸するたびに酸素を取り入れている私たちにとって、活性酸素が発生してしまうのは、ある程度仕方のないことでしょう。

問題は、**処理できないほど多くの活性酸素がつくられてしまう**ことです。

では、活性酸素は腎臓にどのような影響を与えるのでしょうか。


酸化は体全体で進行します。

もちろん、血管も例外ではありません。

酸化した血管は動脈硬化になりやすいのですが、一度動脈硬化になると血管の中を流れる血液が大幅に減少します。血液が少なくなると、十分な血液が体中に供給されません。

腎臓の仕事は血液の管理ですから、血液の供給が少なくなると「どうにかしなきゃ」と無理をします。そのため、負担が大きくなるというわけです。

活性酸素が大量につくり出される原因として、ストレス、喫煙、アルコール、睡眠不足、激しい運動、食品添加物、紫外線などが挙げられます。

活性酸素を除去するには、これらの原因を取り除いた上で、「活性酸素を消してくれる食べ物」をとるとよいでしょう。

具体的には、**緑茶、コーヒー、野菜・果物全般、シナモン、ニンニク、クローブ**など。こうした食材を日常的に食べれば、体の中がサビだらけになることは避けられます。

体内に毒素が蓄積される「糖化」

2つ目の原因は糖化です。

糖化は体の〝焦げ〟と表現されます。

そう言われてもイメージしにくいですよね。

ホットケーキやパンをこんがり焼いたときや、カレーをつくっていて鍋の底を焦がしてしまったときのことを思い出してください。あの焦げは糖化の一種です。酸化と同じように、あの焦げに似た症状が体の中で起きているのです。

糖化とは、糖質がタンパク質や脂質と結びつく現象で、血液中に粘着性のある物質をつくり出します。この物質が**終末糖化産物（AGEs）**です。

終末糖化産物は老化とともに体内に蓄積されていく毒素で、皮膚、血管、内臓など、ありとあらゆる体の部位を攻撃します。

余分な糖＋タンパク質＝終末糖化産物

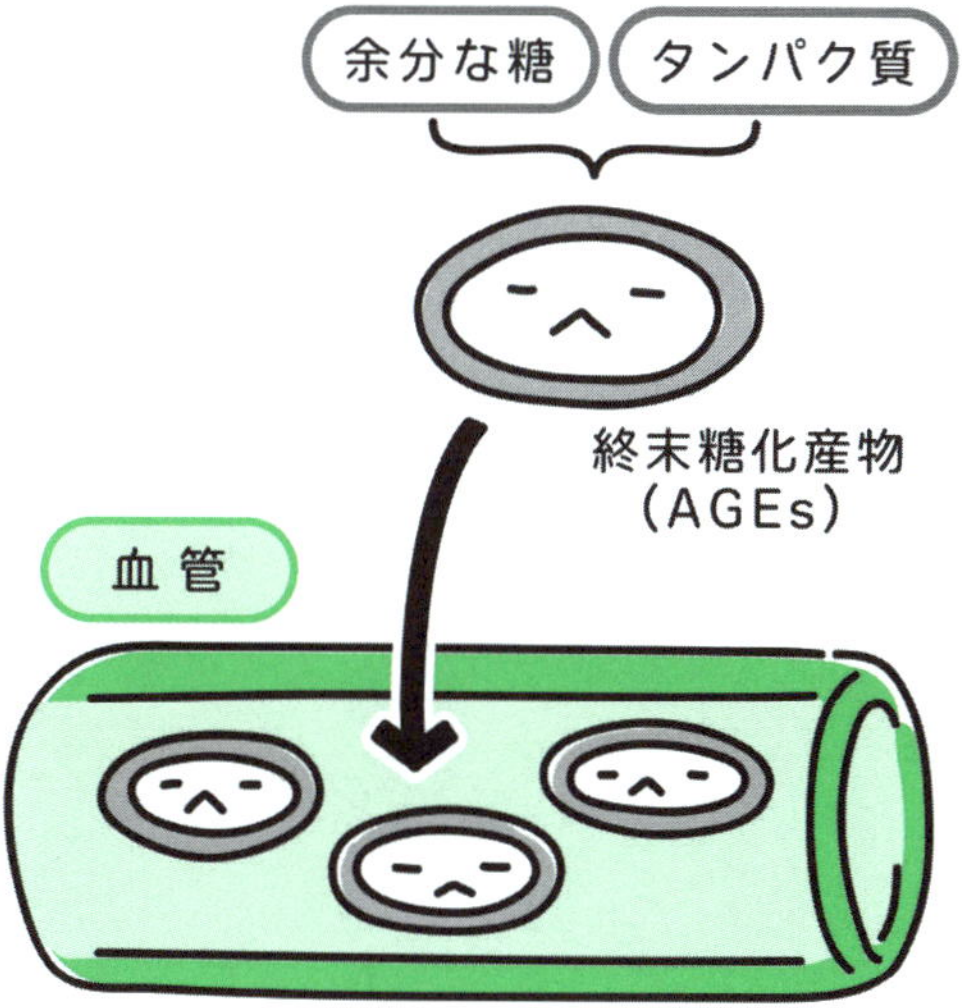

終末糖化産物（AGEs）は血液を流れにくくし、血管や内臓を攻撃する危険な物質。老化を進める原因と考えられている。

無論、腎臓も例外ではありません。

終末糖化産物は、認知症や骨粗鬆症《こつそしょうしょう》、白内障、網膜症などにも影響を与えるため、とても危険な物質なのです。


では、糖化が進む人、あるいは終末糖化産物を生み出しやすい人とはどんな人だと思いますか？

答えは、血糖値が高い人。

なぜなら、余分な糖質がタンパク質や脂質とくっつきやすいからです。

「血糖値が高い人が危険なら、糖尿病の人が気をつければいいの？」と思われるかもしれませんが、そうではありません。

確かに、糖尿病の人は血糖値が高いので糖化を起こしやすいのですが、糖尿病ではない人も〝あること〟で糖化が起きやすくなるのです。

それは、**一時的な血糖値の急上昇**です。

たとえば、ごはん（白米）を食べすぎると、血糖値が急激に上がります。

ごはんには多くの糖質が含まれますから、**たくさん食べればそれだけ多くの糖質を吸収することになる**からです。

また、早食いの人も要注意。早く食べると糖質が短時間で大量に胃に運ばれるため、血糖値の急上昇を招きやすいのです。

食べ放題に行ったときに、元を取ろうとして大量に食べすぎてしまう人、飲食店で「大盛り無料」という表示を見て、お得感から大盛りにする人は危険です。

また、砂糖や果糖ぶどう糖液糖※の入った清涼飲料水も、血糖値を急激に上昇させる原因になります。

※果糖ぶどう糖液糖……ブドウ糖と果糖を主な成分とする液状の糖。体内に吸収されやすく、急激に血糖値が上昇する。

果糖ぶどう糖液糖とは、デンプンを原料につくられた液状の人工甘味料ですが、体内への吸収が早い分、血糖値が急上昇します。

スポーツドリンクにも果糖ぶどう糖液糖が含まれているので、水分吸収のためだからといって、むやみに飲むことはおすすめしません。

少し話がそれたので、ここでまとめてみましょう。

糖化が進行すると、腎臓にも悪影響を及ぼす終末糖化産物という毒素がつくられます。この物質がつくられるのを防ぐためには、血糖値の急激な上昇を抑えなければいけません。

そのためには大食いや早食い、すぐに体内に吸収される糖分（とくに果糖ぶどう糖液糖）の摂取を控えることを心がけてください。

血糖値の急上昇に注意

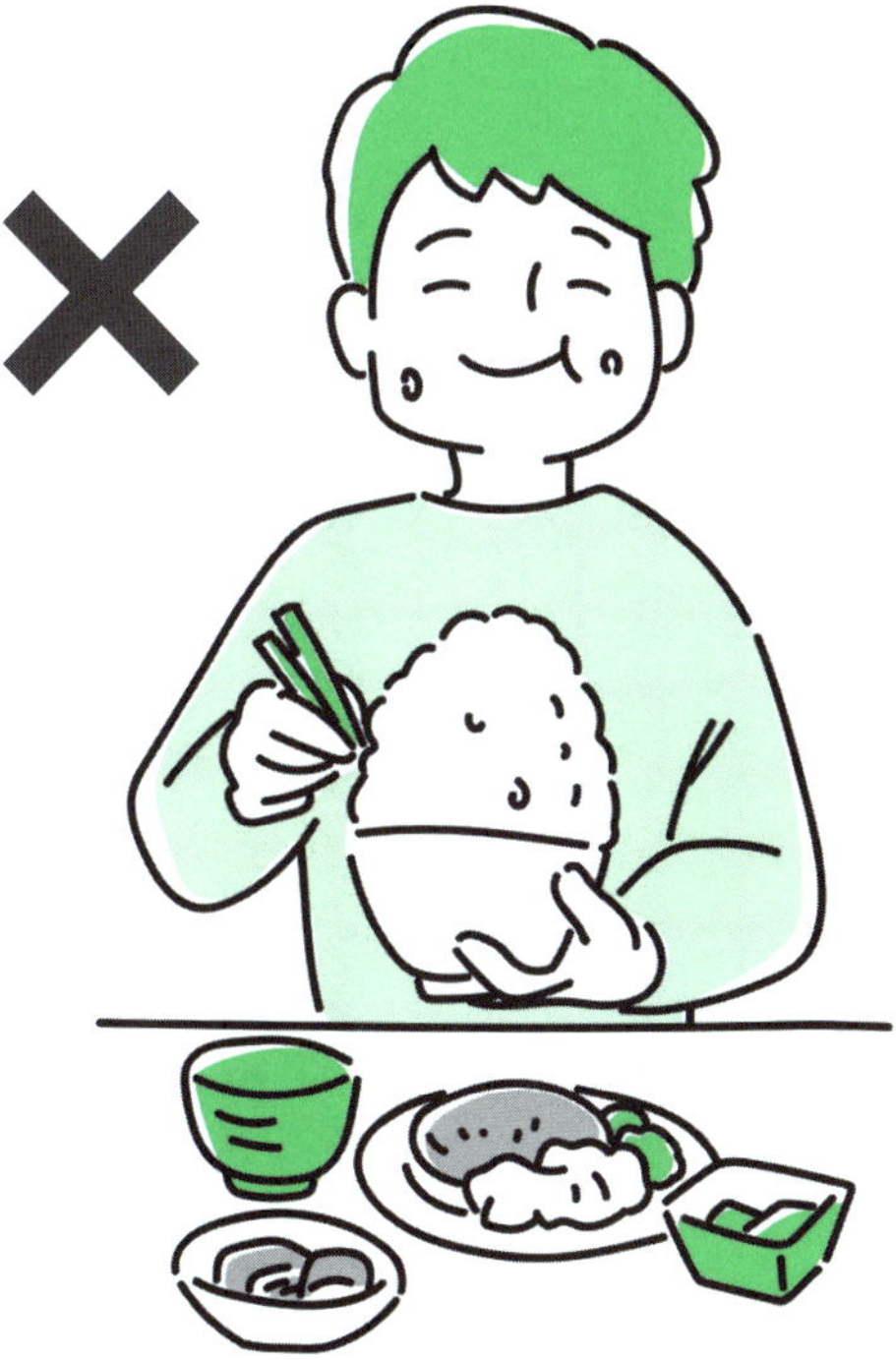

「早食い」「大食い」は血糖値が急激に上がる原因となる。
ごはん（白米）の食べすぎに注意！

自覚できない小さな炎症が続く「慢性炎症」

最後は慢性炎症です。

慢性炎症は「体のやけど」とよく言われます。

ただ、強火でしっかりあぶられるのではなく、**囲炉裏《いろり》や湯たんぽのような弱い火でジワジワと体の中が熱せられる状態**だと考えてください。

そもそも「炎症」とは何でしょうか？

簡単に言うと、私たちの体にもともと備わっている危険信号のことです。

たとえば、料理をしているときに誤って指先を切ってしまったとします。

適切な処置をとって出血が止まっても、「赤くなる」「痛みが出る」「ヒリヒリする」「熱っぽくなる」という症状はしばらく続き、やがて傷口が目立たなくなるでしょう。

このとき、体の中では、傷ついた細胞からサインを受け取った血液中の成分が侵入してきた細菌を撃退したのち、新しい組織として傷口を修復していく……ということが起こっています。

こうした炎症は「急性炎症」と呼ばれ、比較的早く回復できるものです。

その一方で、長期にわたって症状が続く炎症を慢性炎症と言います。

慢性炎症は、**自覚しづらい小さな炎症がずっと続いている状態**です。免疫細胞が通常よりも激しくはたらいている状態なので、さまざまな病気に発展すると言われています。

よく知られているのは、ぜんそくやアトピー性皮膚炎などのアレルギー性疾患、関節リウマチなどの自己免疫性疾患です。

これらは発症したらすぐに動けなくなるような深刻な病気ではありませんが、

長期間にわたってつらい症状が続きます。

最近では、慢性炎症と生活習慣病との関連を調べる研究が進んでおり、慢性炎症が、動脈硬化や慢性腎臓病、糖尿病、肥満、がん、認知症などに関わっている可能性が高くなってきました。

しかし、先に述べたように慢性炎症には自覚症状がありません。そのため、どこで炎症が起きているのかわかりにくいという問題点があります。

実際、慢性炎症は全身のあらゆるところで発生する可能性があり、歯周病、腸の劣化などは、慢性炎症を引き起こす代表的な症状だと考えられているのです。

慢性炎症を防ぐには、歯周病対策を強化する（↓82ページ）、糖質の過剰摂取を防ぐ、脂肪肝を予防することなどが有効です。

＊　＊　＊

ここまで、腎臓の機能が低下していく3つの要因を見てきました。

どの症状も、すぐに命をおびやかすようなことはありません。

しかし、状況を改善する行動をとらなければ、10年後に腎臓がほとんどはたらかなくなる可能性もあります。そうした事態を避けるためにも、強い腎臓をつくる対策を今すぐに始めましょう。

ズボラでもOK

腎臓体操①

column 1

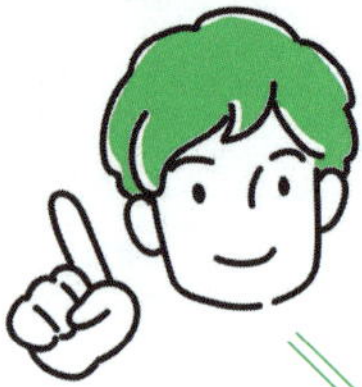

本書では、腎臓を強くするためのレジスタンストレーニングをいくつかご紹介します。

レジスタンストレーニングとは、筋肉に抵抗（レジスタンス）をかける動作のこと。スクワットや腕立て伏せなどが典型的なレジスタンストレーニングですが、あまり体に負担がかからない、簡単なものをピックアップしてみました。

トレーニングを行う際は、いきなり始めるのはNGです。ウォーミングアップをした後、正しい姿勢で、呼吸を意識しながら行います。少ない回数から始めましょう。

スクワット　回数：5～15回

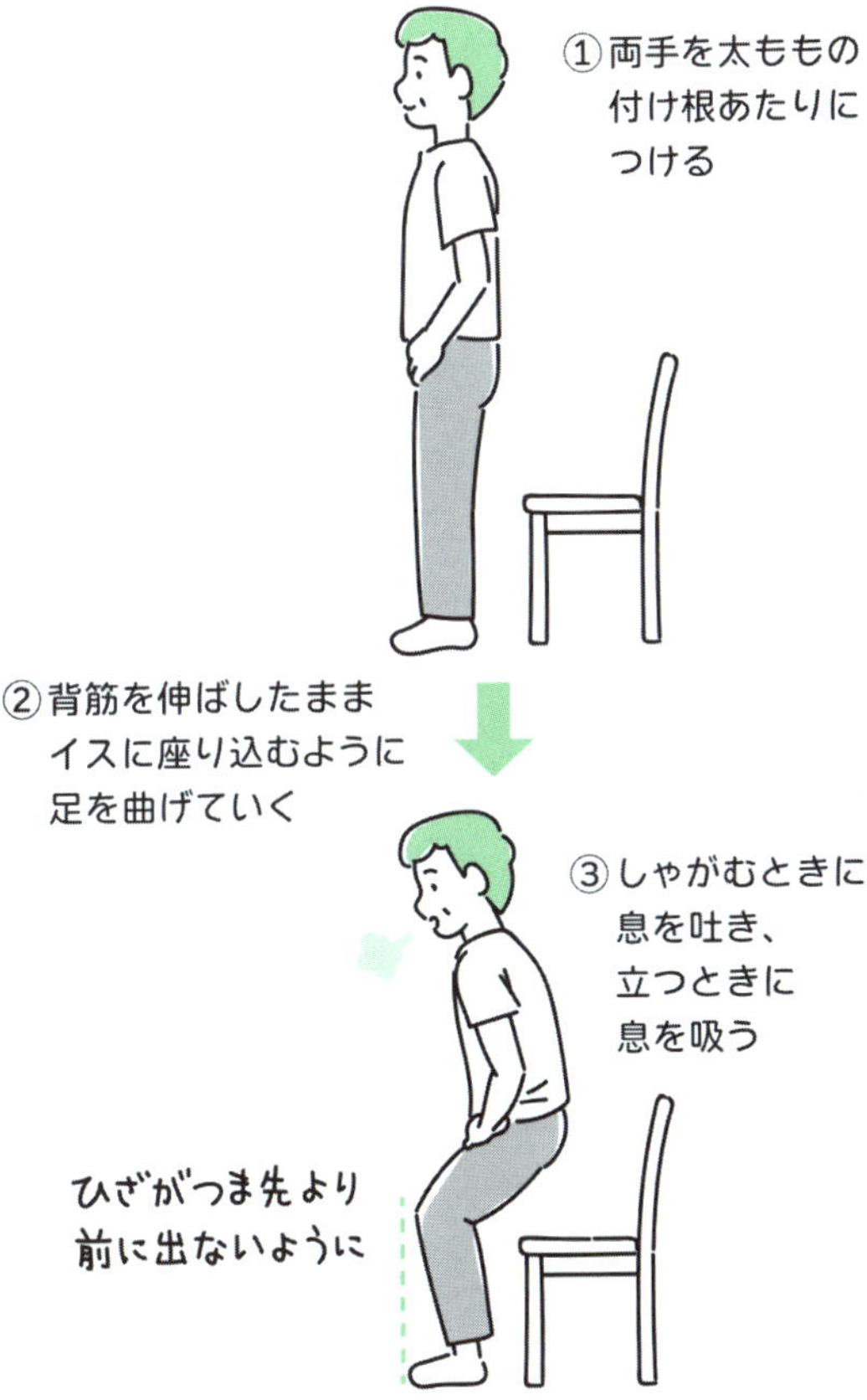
①両手を太ももの
付け根あたりに
つける
②背筋を伸ばしたまま
イスに座り込むように
足を曲げていく
③しゃがむときに
息を吐き、
立つときに
息を吸う
ひざがつま先より
前に出ないように

前後足上げ　回数：5 ～ 15 回（片足ずつ）

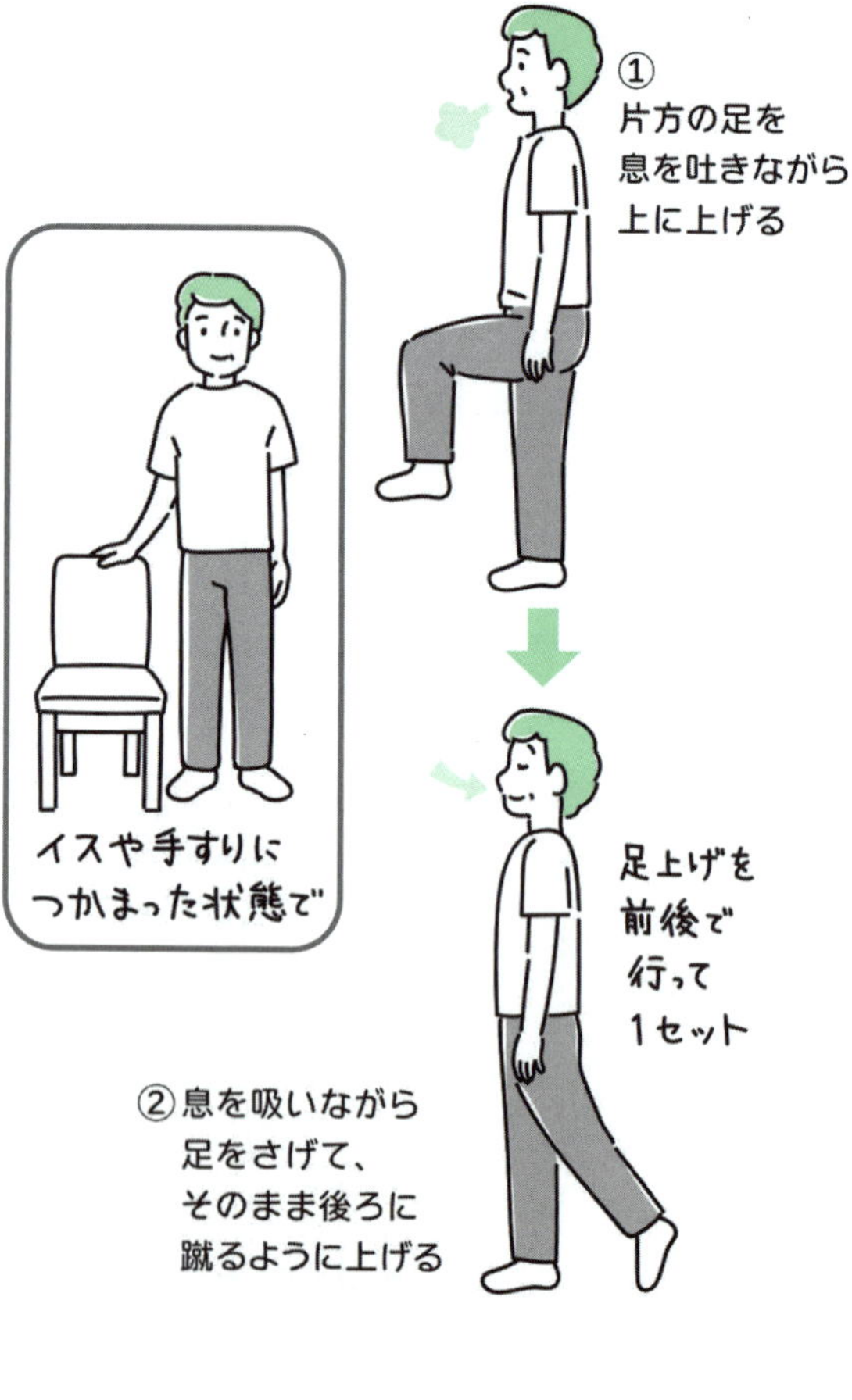
①
片方の足を
息を吐きながら
上に上げる
イスや手すりに
つかまった状態で
足上げを
前後で
行って
1セット
② 息を吸いながら
足をさげて、
そのまま後ろに
蹴るように上げる

第2章

腎臓を壊す
NG習慣

NG習慣①

睡眠時間が極端に長い・短い

睡眠は短すぎても長すぎてもダメ

体の中にある臓器は年齢とともに徐々に衰えていきます。もちろん、腎臓も例外ではありません。しかし、悪い生活習慣を改めなければ、加齢による自然な衰えを上回るスピードで機能が低下していきます。

では、腎臓にとって「悪い生活習慣」とは、どんなものでしょう?

この章では、とくに注意すべきものをピックアップしました。

まずは**睡眠**です。

実は、睡眠時間と腎臓のはたらきには密接な関係があります。

・睡眠時間が短い
・睡眠の質が悪い（↓眠りが浅く睡眠時間が長くなる）

こうした生活習慣は、腎臓にとって好ましいことではありません。

なぜでしょうか？

十分に眠れない状態は「睡眠障害」と言われますが、一度睡眠障害が起きると自律神経や体内時計が大きく乱れます。

自律神経には、交感神経（戦闘モード神経）と副交感神経（リラックスモード神経）がありますが、この2つが乱れると慢性腎臓病になりやすいと考えられているのです。

つまり、**睡眠時間の不足が自律神経の不調を招き、その結果、腎臓がダメージを受ける**ことになるわけです。

7時間の睡眠時間を確保しよう

２０１８年に行われた大阪大学の研究では、１日の睡眠時間が5時間未満か8時間以上の人は、タンパク尿の発現リスクが高くなるという結果が出ています。

数々の研究から、慢性腎臓病の発症を防ぐには**7〜7時間30分程度の睡眠が最適**だと言われています。熟睡できていないという自覚がある方は、7時間の睡眠時間を確保するようにしましょう。

良質な睡眠を確保するためには、次の事柄を実践してください。

・起きたら必ず朝日を浴びる（体内時計がリセットされる）
・朝食をしっかり食べ、寝る直前には食事をしない
・日中は軽めの運動を心がける

・15時以降にカフェインを含む飲み物を飲まない
・寝る前のアルコール摂取を控える
・寝室にスマートフォンやタブレット端末を持ち込まない（暗くして寝る）
・就寝の1～2時間前に入浴し、体を温めてから寝床に入る
・寝室は快適な温度に保つ

これらのことを実行しても、「なかなか寝つけない」「寝てもすぐに目が覚める」「寝たはずなのに疲れがとれない」という場合には、睡眠時無呼吸症候群（SAS）やうつ病などが背景にあるかもしれません。心当たりがある方は専門医に相談することをおすすめします。

NG習慣②

長時間座ったままでいる

座り続ける人はタンパク尿に注意!

大阪大学の研究から、座る時間が長い人は、血糖値、中性脂肪、コレステロールなどの値が悪化しやすく、メタボリックシンドロームや2型糖尿病、タンパク尿などが進行するため、死亡リスクが上昇することがわかっています［1］。

ここで注目したいのが**タンパク尿**です。

タンパク尿と腎臓は、どんな関係があるのでしょうか。

タンパク尿とは、尿にタンパク質の成分が漏れ出している状態です。

第1章でもお伝えしたように、腎臓は水分や老廃物など体にとって不要なものを捨てるはたらきがあります。この不要なものが〝尿〟です。

タンパク尿とは？

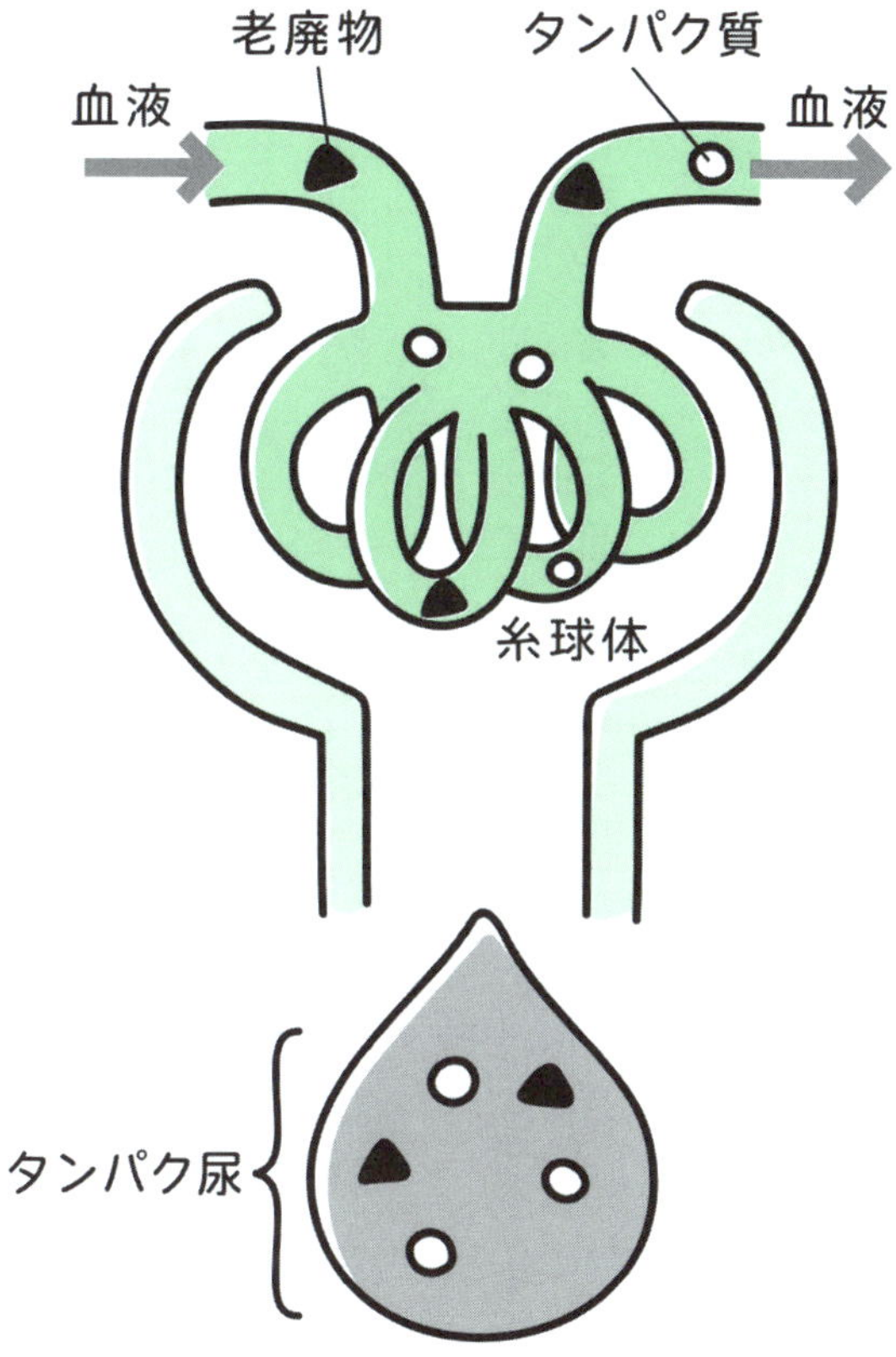

糸球体が炎症などを起こすと、タンパク質が尿に漏れ出して排泄されてしまう。これが「タンパク尿」。

タンパク質は体にとって不可欠なものですから、本来は尿に溶け出すことはありません。

腎臓には必要なものを体内に残しておく「関所」のようなものがあり、通常、タンパク質はその関所を通過することができないのです。

つまり、タンパク質が尿に漏れ出しているということは、腎臓に何かしらの異常事態が起きていると考えられます。

毎年健康診断で尿検査をするのは、タンパク尿という**「腎臓が傷ついているサイン」を早期に発見する**ことが目的なのです。

はたらき方で腎臓のリスクが変わる?

では、座ったままの姿勢で長時間仕事をしていると、どれくらいタンパク尿のリスクが上がるのでしょうか?

これについても、大阪大学の研究結果があるので見てみましょう。

２００６〜２０１８年の大阪大学職員の定期健康診断データを使った調査で、デスクワークがタンパク尿の発症に大きく影響することが報告されました。

初回健診受診時に、座って仕事をすることが多いと回答した男性３４４９人のうち、４・８年の間に13・１％がタンパク尿１＋以上※を発症しました。

一方、「立位」「歩行」「物の運搬」「重労働」と回答した男性１５３８人のうち、タンパク尿を発症したのは９・４％でした。職業形態によって、これだけ将来の慢性腎臓病のリスクが変わるのは恐ろしいことですね。

仕事の合間に軽い運動を

座っている時間が長いと尿タンパクのリスクが上がる。これはつまり、同じ姿勢が腎臓に負担をかけていると言えそうです。

※タンパク尿１＋……タンパク尿検査の指標。1+から4+までがあり、1+を超えると陽性と判断されるため、医療機関での検査が必要となる。

しかし、だからといって、デスクワークをしている方が、いきなり仕事の内容を大きく変えるというのは現実的ではないでしょう。

では、座っている時間が長い方が腎臓を守るには、どうすればいいのでしょうか？

おすすめしたいのは、仕事の合間に軽く体を動かすことです。

〝体を動かす〟というと、「激しい運動をしなきゃいけないの？」「キツいのはイヤだな」と敬遠されがちなのですが、デスクを離れてほんの少し運動するだけで十分に効果があります。

45分仕事をしたら、立ち上がって5分間ウォーキングやストレッチをするなど、時間を決めて適度に体を動かしてみてください。

仕事の合間に時間を確保するのが難しい方は、**週に合計150分くらい有酸素運動をする**のも効果的です。1日20〜30分を目安に5日間続けてみましょう。

座りっぱなしは腎臓にNG

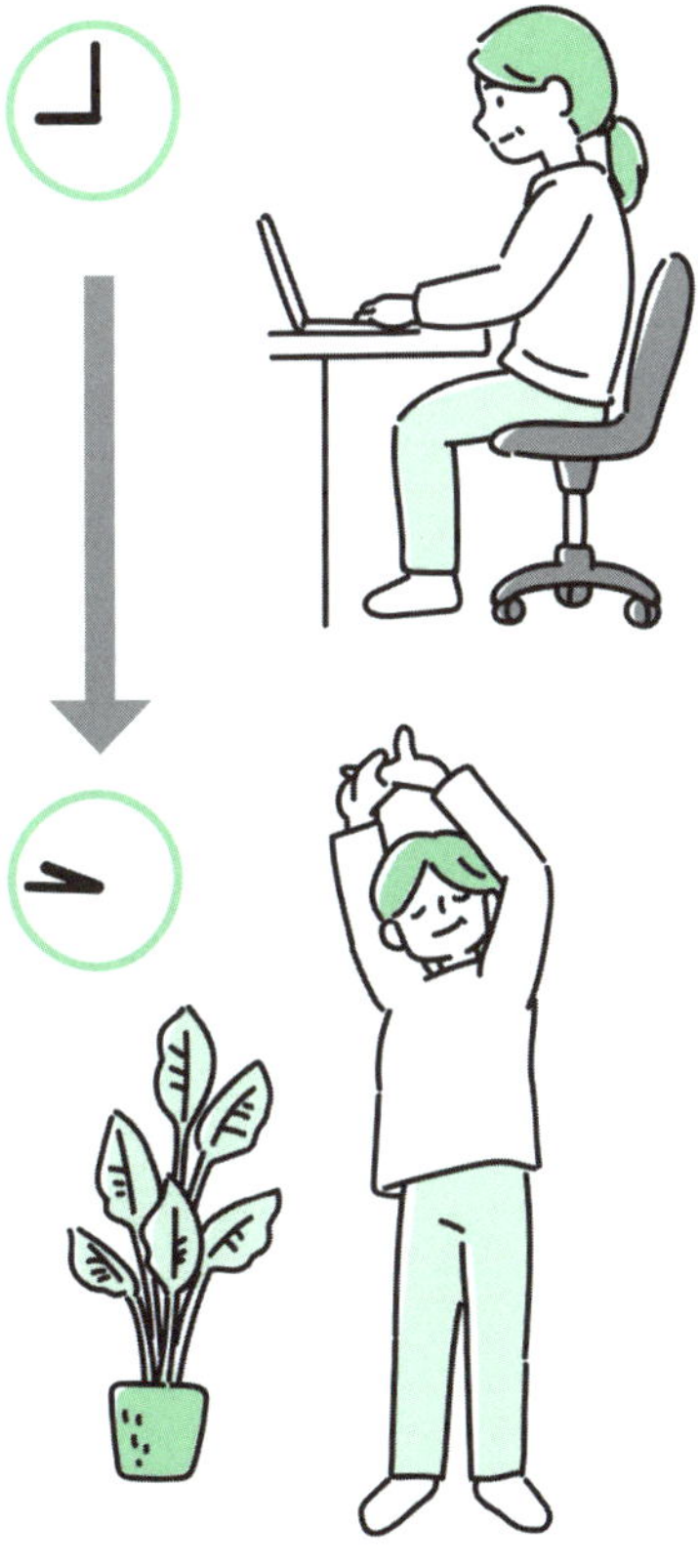

座り仕事を45分続けたら5分のストレッチを行う。机から離れて少し体を動かすだけでも効果あり。

たとえば、いつもより早く起きてラジオ体操をしてみる、エスカレーターではなくて階段を使う、お掃除ロボットを使わないで自分で掃除機をかける、いつも乗っている電車の区間で1駅分だけ歩いてみる……。

このように普段の生活のスキマ時間に軽い運動をはさんでいく形なら、無理なく取り入れられるのではないでしょうか。

もちろん、時間がとれる方は長めの運動をしていただいても構いません。ご自身の生活に合わせて、効果的に運動を取り入れていきましょう。

運動しすぎるのもよくない

一方で、**激しすぎる運動やキツすぎるトレーニングは腎臓を傷つける原因になる**と言われています。

たとえば、長時間にわたって筋肉を酷使すると筋肉が傷つきます。そして、筋肉から溶け出した成分によって急性腎障害※を起こすことがあるのです。

普段やらないような激しい運動も腎臓に大きなダメージを与えます。

ここで言う「激しい運動」とは、マラソン、登山といった有酸素運動や、全力疾走などの無酸素運動のこと。こうした運動を突然行った場合も、急性腎障害を発症することが少なくありません。


ちなみに運動後の急性腎障害は10代後半～20代前半の割合が高く、体育祭や運動会が行われる9月に多く報告されています。発症時の特徴は、**背中の痛みや吐き気、発熱など**。「運動する前から風邪気味だった」「痛み止めを使っていた」という場合は、発症率が高くなるので警戒が必要です。

この本の読者のみなさんは「激しい運動」で体に負担をかけることはあまりないでしょうが、全年代の人に起こり得ることなので、くれぐれもご注意ください。

※**急性腎障害**……急激に腎機能が低下する症状。最悪の場合、命を落とすこともあり、緊急の対応が求められる。

NG習慣③
タバコを吸う

タバコを吸わない人でもリスクがある

「喫煙」も腎臓にとって好ましくない習慣の1つです。

タバコの煙には4000種類以上の化学物質が含まれており、そのうちの約200種類が人体に有害だと言われています。

また、喫煙者本人だけではなく、副流煙や「サードハンド・スモーク」によって、**非喫煙者にも害が及ぶ**ことがわかっています。

サードハンド・スモークは聞きなれない言葉かもしれません。これは残留受動喫煙と言われるもので、部屋の壁や衣服、髪の毛などに付着した有害成分のこと。

「部屋の外で吸っていれば問題ないだろう」

「喫煙所で吸ってきたから大丈夫」

こんなふうに高をくくっていると、知らない間に家族が有害成分を体内に取り込んでいたということにもなりかねません。

健康を意識するなら、まずご本人が吸わないことがベストですが、すぐにやめられないという場合も、身近な人に害が及ばないよう細心の注意を払うべきです。

では、ここでタバコが体にどんな影響を及ぼすのか、見ておきましょう。

主に３つのデメリットがあります。

喫煙のデメリット① 血管を収縮させる

タバコに含まれているニコチンは交感神経を刺激するため、**血管の収縮や心拍数の増加**を引き起こします。これが高血圧を発生させます。

血圧は血管の硬さ（末梢血管抵抗）と心拍数で決まります。

ある研究では、タバコを吸い続けると、血圧と脈拍が平均20も上昇するということがわかりました。この血管へのダメージは日々蓄積されていきます。

腎臓は毛細血管の集合体なので、他の臓器よりも血管への損傷を受けやすく、結果として機能が低下しやすいと言われています。

喫煙のデメリット② 血糖値を上昇させる

タバコは「インスリン」を効きにくくします。

インスリンは血糖値を下げるホルモンですが、このホルモンが効きにくくなるとどうなるのでしょうか？

インスリンのはたらきが悪くなると、体は製造元である「すい臓」により多くのインスリンを要求します。その結果、**インスリンが過剰に供給されることにな**

喫煙習慣が腎臓を傷つける

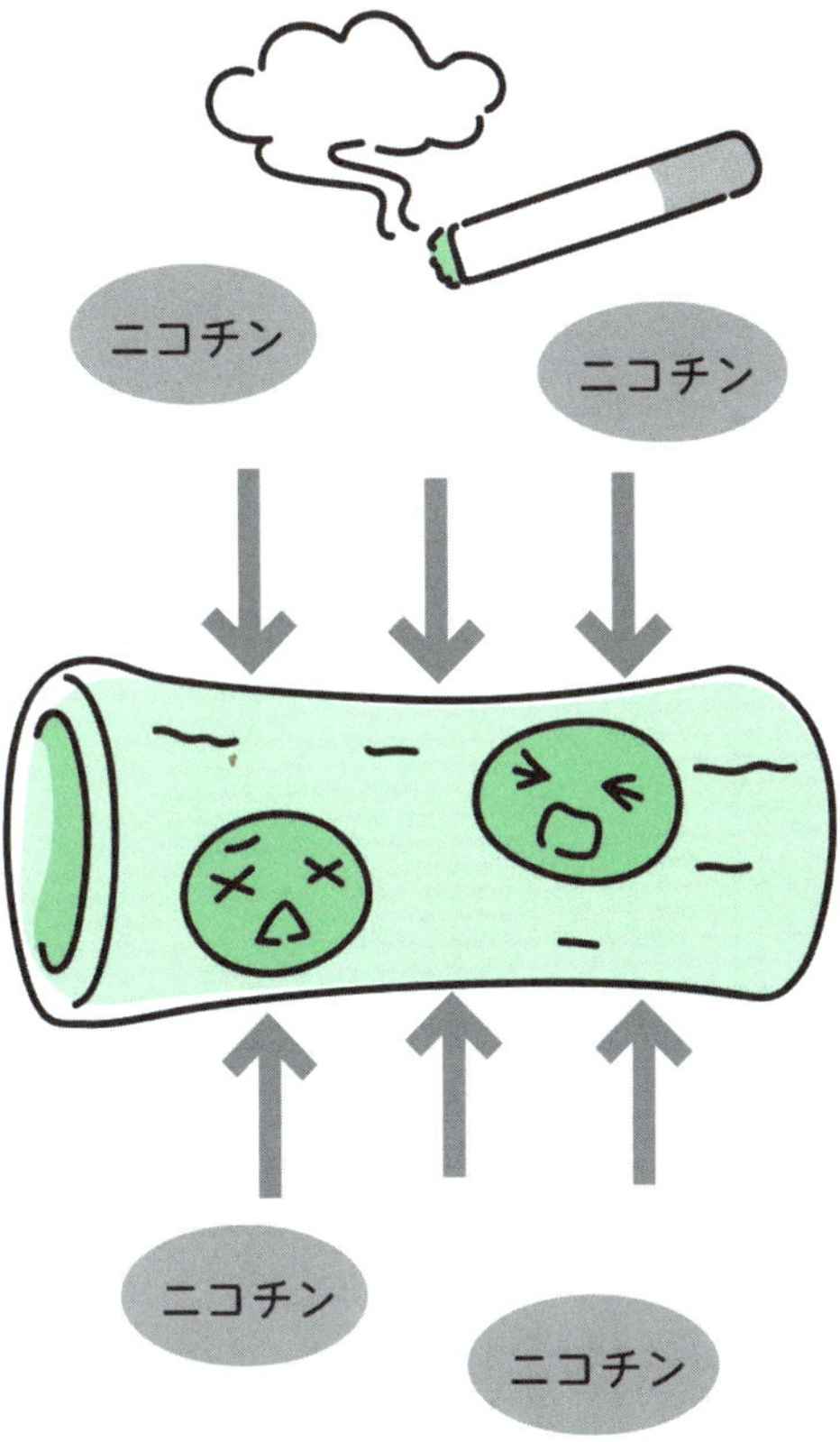

タバコのニコチンは血管を収縮させる。そのため、毛細血管が集まっている腎臓は大きなダメージを受ける。

り、血管に大きな負担がかかります。インスリンの過剰な分泌が長く続くと「糖尿病」になり、それが原因で糖尿病性腎症を発症してしまいます。

喫煙のデメリット③　中性脂肪・悪玉コレステロールを増加させる

喫煙は、脂質代謝にも悪影響を及ぼします。

血液中の中性脂肪やＬＤＬ（悪玉）コレステロールを増加させ、ＨＬＤ（善玉）コレステロールを減少させることが報告されています。

これはどのような事態を招くでしょうか？

そう、動脈硬化です。

動脈硬化が進んでいくと、血管が傷つきやすくなって血流が滞り、腎機能が低下します。

繰り返しになりますが、腎臓は血管の集合体なので、**動脈硬化が起こると大き**

なダメージを受けるのです。

ここに挙げたのは、喫煙が腎臓に与えるダメージのほんの一部です。喫煙が腎臓に及ぼす影響は計り知れないので、現在喫煙されている方は禁煙し、ご家族に喫煙者がいる方は、その方に禁煙を促してください。

幸いなことに、今は医療機関の禁煙外来で、楽に、また確実に禁煙ができます。禁煙治療が受けられる医療機関は、日本禁煙学会のウェブサイトで調べることができます。興味を持たれた方はぜひ利用してみてください。

NG習慣④

口の中のケアをしていない

45歳以上の40％以上が歯周病？

腎臓の機能を高めるためには、口の中を清潔に保っておくことも必要です。とくに注意すべきなのは**歯周病**です。

歯周病は、歯の周囲に付着した細菌が歯ぐきや骨を壊していくという恐ろしい病気です。45歳以上の40％以上が歯周病であるというデータもありますから［2］、中高年の方にとっては人ごとではないでしょう。

歯周病を虫歯の一種だと考えている方がいますが、両者は別のものです。虫歯は症状が進むと痛みを引き起こすのに対し、歯周病の場合は自覚するような痛みを感じません。静かに進行するので、**気づいたときには深刻な段階にまで達していた……ということもある**のです。

腎臓と歯周病の関係

ここで「腎臓と歯周病って関係あるの？」と疑問に思った人もいるでしょう。

確かに、一見、関係があるとは思えませんね。

でも、２つの間には密接な関わりがあるのです。

歯周病が進むと口の中で増殖した細菌が血液の中に侵入し、血管の表面を傷つけます。これは慢性炎症につながり、腎臓の血管を傷つけることになるのです。

実際、慢性腎臓病の患者さんが歯周病になっている割合は、健康な人と比べて１・７倍という調査結果（東京都健康長寿医療センター調べ）もあり、両者は無関係ではないことがわかります。

歯周病を防ぐために

歯周病にはいくつかのサインがあります。

・冷たいものを食べる（飲む）としみる
・歯ぐきが腫《は》れる
・出血する

こんな症状が出たら要注意です。

今まで朝と夜の歯みがきをしっかりしていたという人も、歯間ブラシの併用を心がけるなど、歯周病のケアを本格的に始めましょう。

食事の際に噛む回数を増やし、**唾液をしっかり分泌する**ことも歯周病予防につながります。また、３カ月に一度は歯科検診を受けることをおすすめします。

放置すると危険な歯周病

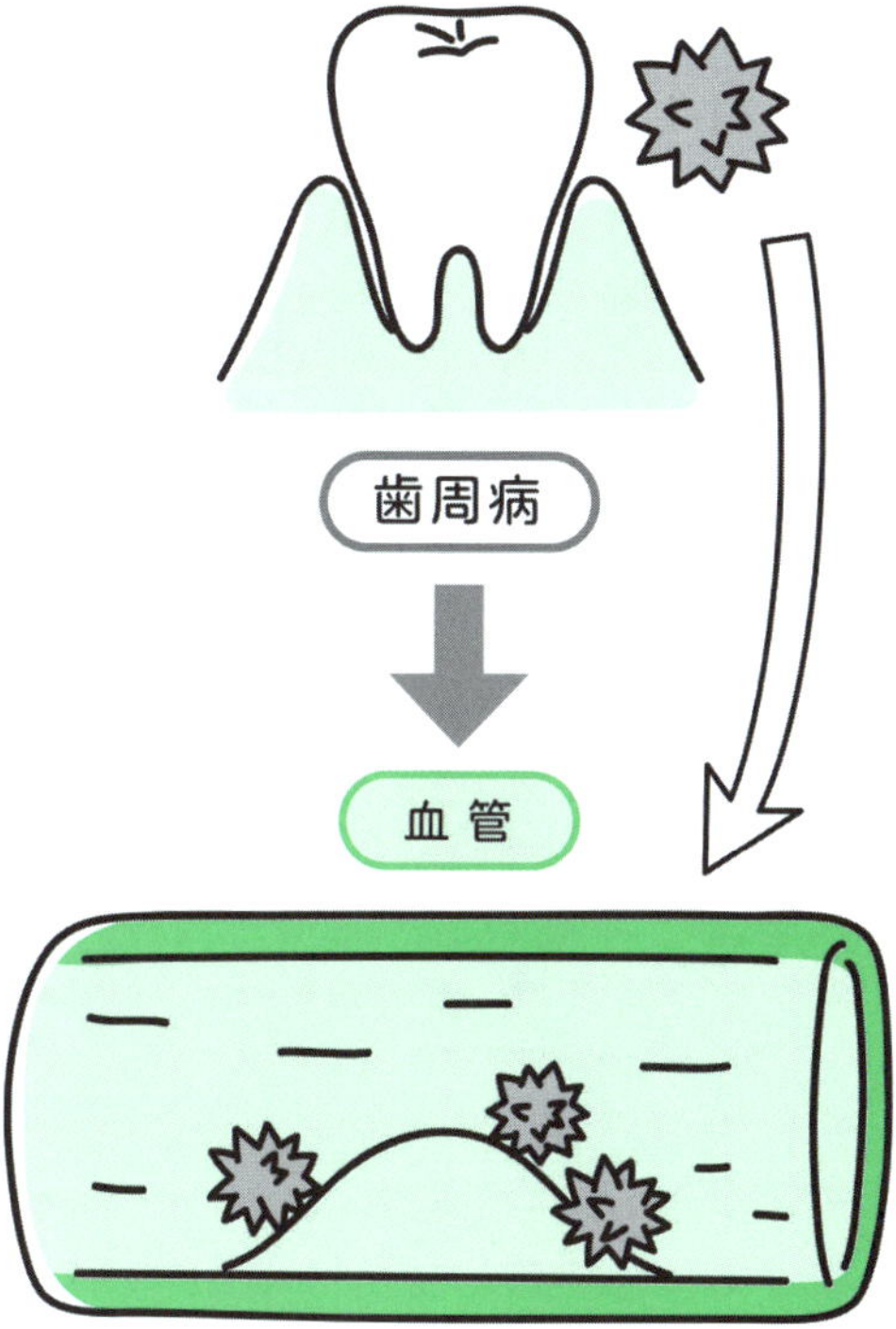

歯周病になると口の中の細菌が血管の中に侵入し、血栓をつくる。これが動脈硬化の原因となる。

NG習慣⑤ ストレスを溜め込んでしまう

ストレスが腎臓を傷つける

ストレスはいろいろな形で人間の体に悪影響を及ぼします。直接的なダメージの例として「胃潰瘍」を思い浮かべた人もいるでしょう。内臓は強いストレスにさらされると、極端にパフォーマンスが下がってしまいます。もちろん、腎臓も例外ではありません。ですから、ストレスを自分の中に溜め込んでしまうことは、腎臓の機能を低下させることにつながるのです。

ストレスを感じる状況は、人によってさまざまでしょう。職場や住環境の変化もあれば、気温の変化が原因ということもあります。

あるいは、突発的な事故や病気がストレスになる可能性もあります。

しかし、一番のストレスといえば**人間関係**ではないでしょうか。

医療機関ではたらいていると、本当にたくさんのストレスを感じます。

医師、看護師の同僚、関係スタッフ、そして、ときには患者さんとのやりとりの中でストレスを感じることも正直あります。

そんなとき、私がよくやっているストレス解消法を３つご紹介しましょう。

おすすめのストレス解消法①　アロマテラピー

最初はアロマテラピーです。アロマテラピーとは、植物由来の精油を使って**香りの力で自律神経の乱れを整えるリラクゼーション法**のこと。

最近は、日本でも医療用のメディカルアロマテラピーが注目されるようになりました。

代表的なアロマには、ラベンダー、ネロリ、ゼラニウムなどのフローラル系や、レモングラス、メリッサ、グレープフルーツなどの柑橘《かんきつ》系、ペパーミント、ローズマリー、ユーカリなどのハーブ系があります。

アロマを購入する際は、単純に**その香りが好きか嫌いか**で選びましょう。人にはそれぞれ好みの香りがあります。好きではない香りをかいでもストレスの解消にはならないですよね。

一番大事なのは直感です。かいだ瞬間に「気持ちがいい」と思えるものを選んでください。

おすすめのストレス解消法② 腹式呼吸

腹式呼吸とは「お腹」を意識した呼吸のことで、**人間にとって理想的な呼吸方**

式だと言われています。

現代人は、胸の上だけを使った浅い呼吸（胸式呼吸）をしています。

また、過渡のストレスにさらされているため、呼吸がさらに浅くなり、慢性的な酸素不足に陥っていることも指摘されています。

酸素不足は、偏頭痛や不安、イライラ、肩こりなどの原因にもなりますから、このような症状に悩まされている人は、普段の呼吸を見直してみるといいかもしれません。

腹式呼吸を意識して十分な酸素を体の隅々に送り届ければ、原因がよくわからない不調が改善されることもあるのです。

息を吐くときは、**副交感神経が優位になるので体がリラックス状態**になります。

腹式呼吸は意識的にゆっくりと息を吐く呼吸法なので、より体の緊張がほぐれるというわけです。
腹式呼吸の方法は、

・イスに座って背筋を伸ばす
・お腹をふくらませるように意識しながら、鼻からゆっくりと息を吸う
・吐くときは口からゆっくりと（吸うときの2倍時間をかけて）

1日10～20回を目安に、この呼吸法を試してみてください。

おすすめのストレス解消法③　自然散策

自然の中でリフレッシュすることは、一番のストレス解消法ではないでしょうか。絶景を見ているうちに、人間関係の悩みがどうでもよくなる……なんてこと

腹式呼吸でストレスを軽減する

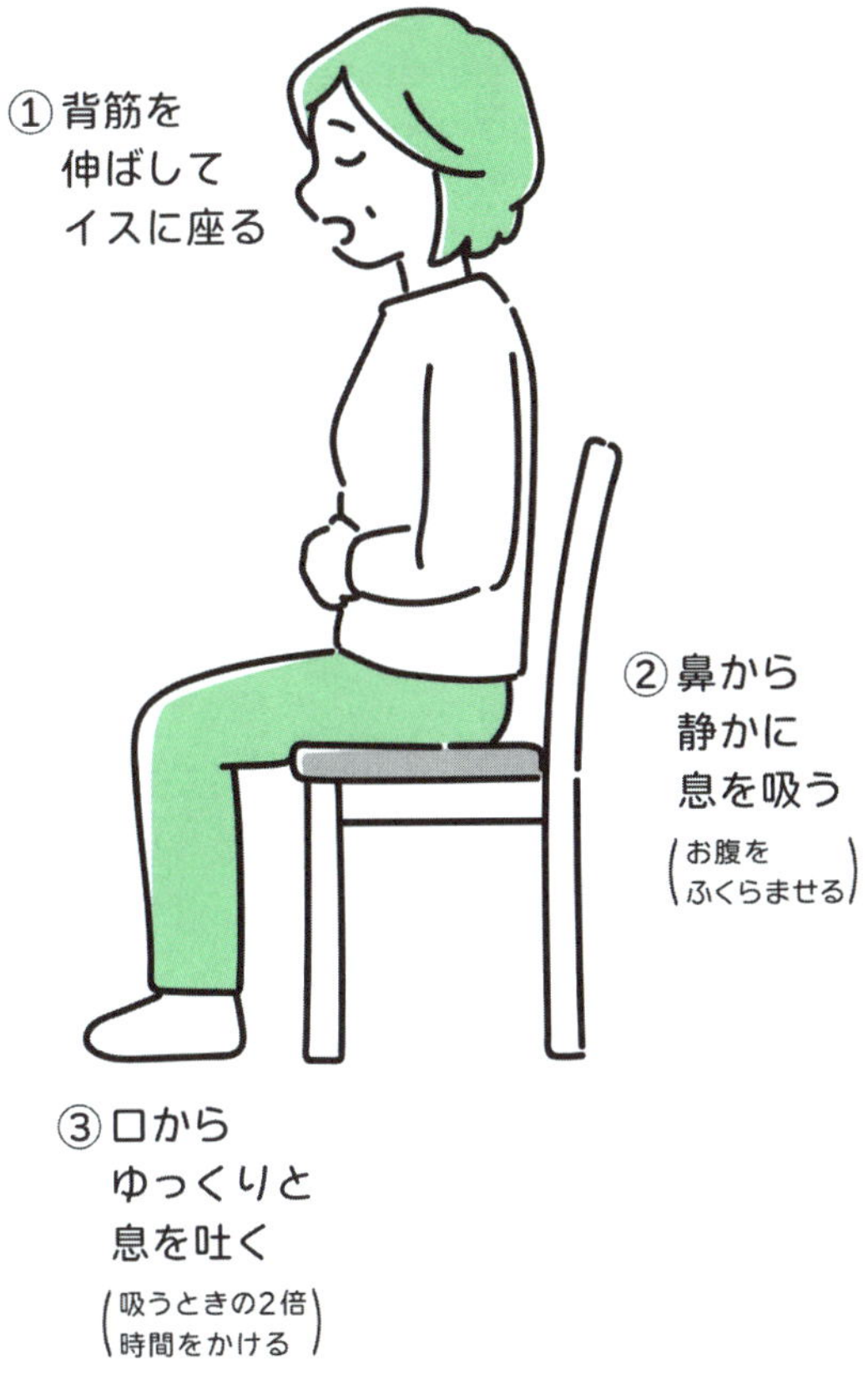
① 背筋を
伸ばして
イスに座る
② 鼻から
静かに
息を吸う
（お腹を
ふくらませる）
③ 口から
ゆっくりと
息を吐く
（吸うときの2倍
時間をかける）

腹式呼吸をすれば副交感神経が優位になり、体がリラックスする。また、便通や血行が良くなるなど、メリットも多い。

もあるかもしれません。

実際、自然の中でさまざまな色を見たり、動物や虫の鳴き声、小川のせせらぎ、波の音などに耳を傾けたりするのは、興奮を抑える効果があります。

職場や家族との人間関係、ＳＮＳなどの過激な情報にストレスを感じたら、自然を体験するのはおすすめです。

私は長野県諏訪市の出身で現在も長野県に住んでいますが、ほとんど車が通らない畑で本を読んだり、滝を見たり、山奥の川でボーッと水の音を聞きながら過ごすのがストレスの解消につながっています。

あまり外には出かけないインドア派の方は、映画や本で気分を変えてみるのもいいかもしれません。

いずれにせよ、**ストレスを感じている環境からできるだけ離れて、うまく「現実逃避」をすること**が大事です。

ぜひ、ご自身に合ったストレス解消法を見つけてみてください。

＊　＊　＊

腎臓をダメにする5つの悪習慣をご紹介しました。

今までの習慣を大きく変えるのは難しいかもしれません。しかし、少しずつ行動を変えていくことで、当たり前だったことが気にならなくなることもあるでしょう。

NG習慣の中に思い当たることがあった人は、健康な腎臓を維持するために、今日から行動を変えていきましょう。

ズボラでもOK

腎臓体操②

column 2

足上げ　回数：5～15回（片足ずつ）

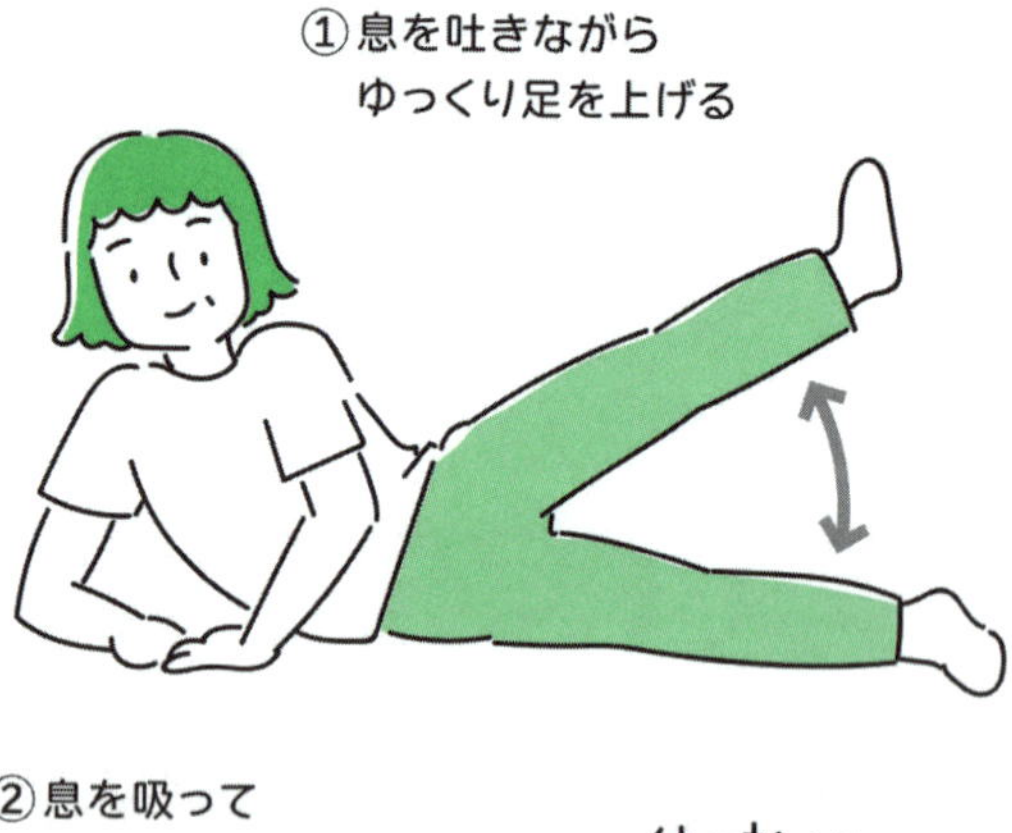
①息を吐きながら
ゆっくり足を上げる
②息を吸って
静かに足を下ろす
体の軸が
ブレないように
注意！

座って足上げ　回数：5～15回

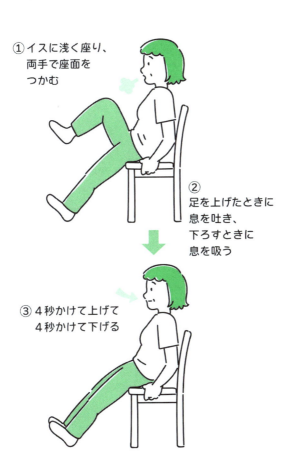

①イスに浅く座り、
両手で座面を
つかむ

②
足を上げたときに
息を吐き、
下ろすときに
息を吸う

③4秒かけて上げて
4秒かけて下げる

かかと上げ　回数：5～15回

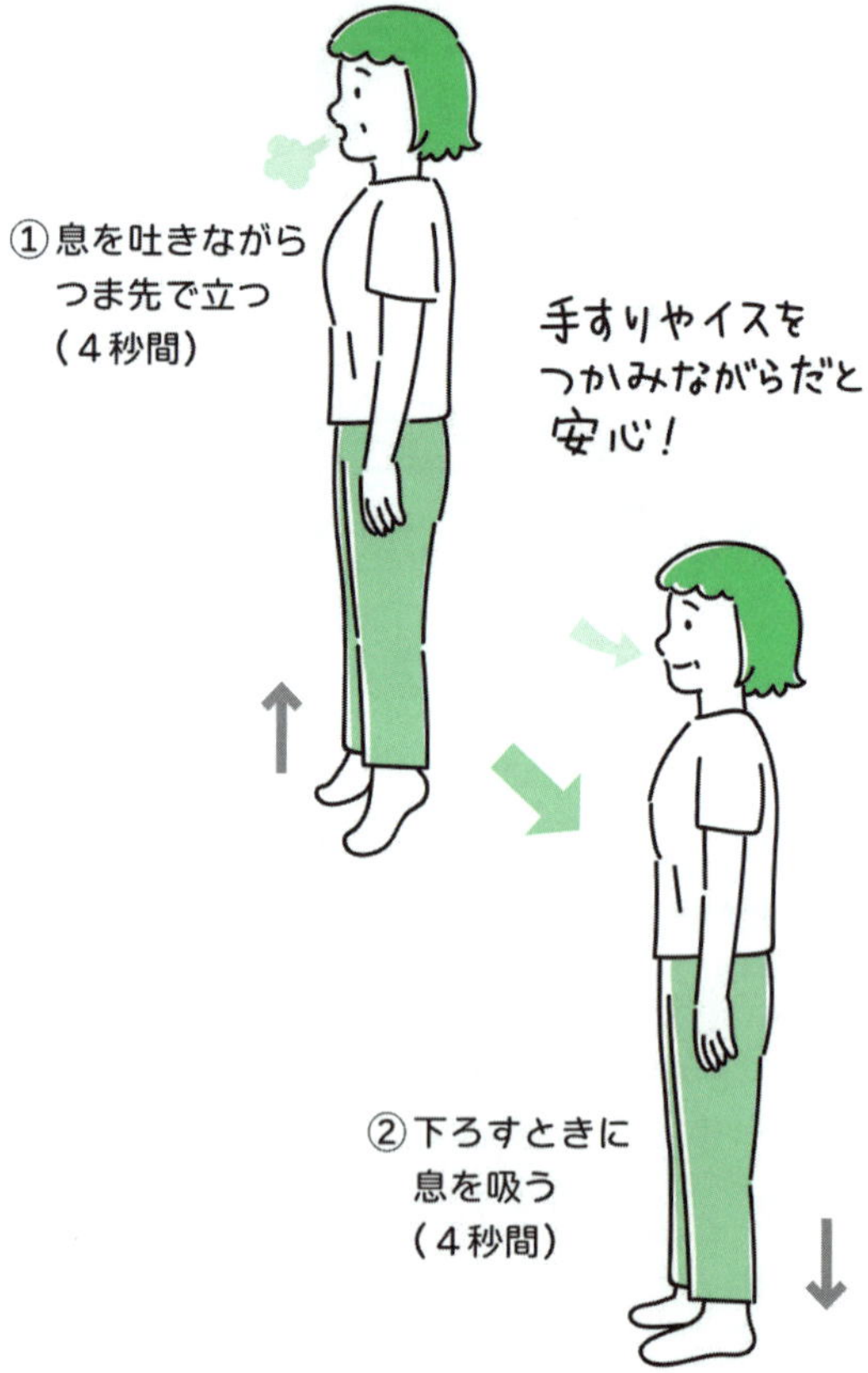
①息を吐きながら
つま先で立つ
（4秒間）
手すりやイスを
つかみながらだと
安心！
②下ろすときに
息を吸う
（4秒間）

第3章

腎臓をダメにする食生活

腎臓に悪い食生活①

食事全般の注意点

食事に関する3つの基本NG

日々の食事は腎臓に最も大きな影響を与えます。

しかし、その大事な食事をおざなりにすませてしまうと腎臓に大きな負担をかけてしまい、**気づいたらほとんど機能しない状態になっていた**……ということにもなりかねません。

そこでこの章では、食生活をどのように見直せばいいのか、さまざまな角度で考えていきたいと思います。

最初に、食事全般に関する注意事項を見ていきましょう。

左に挙げた項目は、食習慣の3つのNGです。

・朝食を食べない
・夕食の量が多い（ドカ食い）
・夕食を食べる時間が遅い

朝は時間がないし、つくるのも面倒だから朝食を食べないという方がいるかもしれません。

しかし、朝食を食べないと、いろいろなデメリットがあります。

・太りやすい体質になる（↑体に必要なエネルギーをつくり出せない）
・体つきが弱々しくなる（↑筋肉の分解が進む）
・集中力が下がる（↑脳のエネルギー源＝ブドウ糖が不足する）

さらに、もう1つ、大きなデメリットがあります。

朝食を抜くと空腹時間が長くなるため、昼食を食べたときに**一気に血糖値が上がってしまう**のです。

第1章で、血糖値が急激に上がると人体に悪影響を及ぼす「終末糖化産物」がつくられると書きました（↓48ページ）が、朝食を抜くと血糖値が上がりやすくなるので、この終末糖化産物が生産されてしまうのです。

「夕食のドカ食い」「遅い夕食」も、食べたものが完全に消化されず、朝食を食べられない（お腹がすかない）理由につながるので避けた方がいいでしょう。

石川県金沢市で、１９９８〜２０１４年に健康診断を受けていた40歳以上の方を対象に、ある調査が行われました。

腎臓に悪い食生活

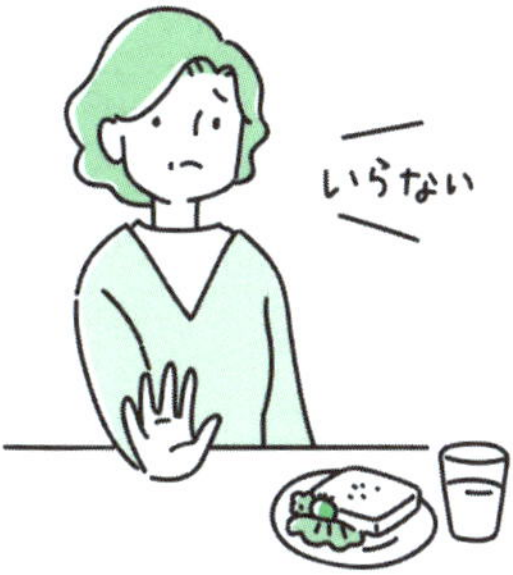

①朝食を食べない

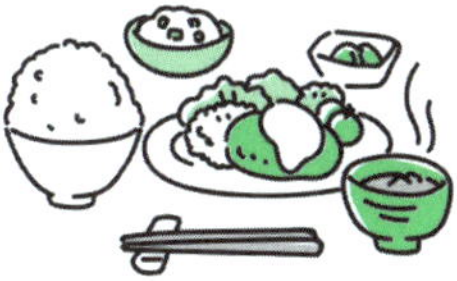

②夕食の量が多い

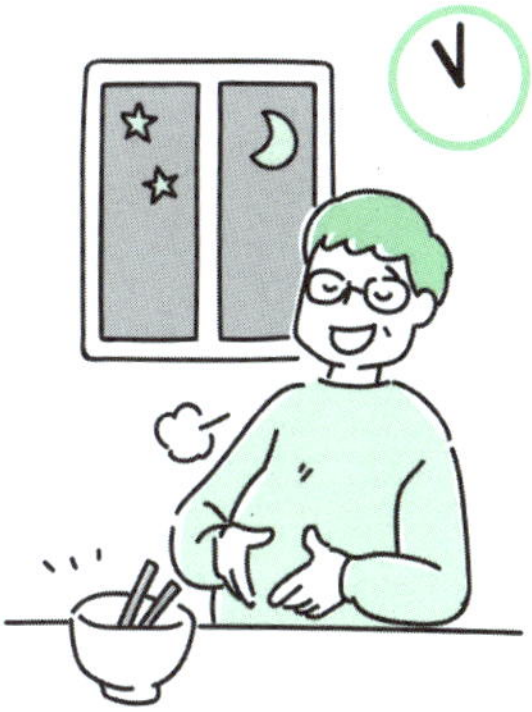

③遅い夕食

食事は量や時間に偏りが出ないようバランスよく食べるのがベスト。食事を抜くのは血糖値が急上昇する原因になる。

週に3日以上、「朝食を抜く」「遅い時間に夕食を食べる」「夕食後に間食をする」のいずれかの食習慣を続けていた人は、**タンパク尿の出現リスクが12〜15%も高くなった**のです［1］。

タンパク尿は腎臓が傷ついているサインの1つですから（↓68ページ）、こうした食生活を続けていると、腎臓のはたらきはどんどん低下していきます。

理想は朝食7時・昼食12時・夕食6時

では、食事と食事の間はどれくらい間隔をあければよいのでしょう？

理想的なのは**7時に朝食、12時に昼食、6時に夕食**です。

不規則な勤務や夜勤で働いているという人もいるでしょうから、この通りにスケジュールを組むのは難しいかもしれません。そういう場合は、お休みの日や残業がない日にこの食事時間を意識してみてください。

普段の日でも、夕食が遅くなりそうなら軽食をとっておくといった対応をしていただければ大丈夫です。

要するに、**食事と食事の間をあけすぎない**ことが重要なのです。

心当たりがある人は、まずは１週間だけ、「朝食抜き」「遅めの夕食」「夕食のドカ食い」を減らす努力をしてみましょう。今まで惰性で続けていた習慣を一度見直すことが大事なのです。

塩分のとりすぎ

塩分をとりすぎている日本人

次に気をつけたいのは味つけの濃い食事です。味つけを濃くすれば、塩分（ナトリウム）を過剰に摂取することになります。

塩分が体の中に多く取り込まれると、体はとりすぎた分を体の外に排出しようとします。そのため、**尿をつくる腎臓がフル稼働する**ことになり、大きな負担がかかってしまうのです。

厚生労働省が発表している令和2年（2020年）版「日本人の食品摂取基準」によると、成人が1日にとってもよい食塩相当量は、男性7・5g未満、女性では６・５g未満。高血圧や慢性腎臓病の重症化を防ぐには、男女とも摂取してよい塩分量は１日６g未満とされています。

とはいえ、これはあくまでも理想としての数字。日本人の平均的な食塩摂取量は男性が11g、女性が９・３gですから、右に挙げた基準と比較するとかなりオーバーしていることがわかります。

日本食は意外と塩分多め？

ちなみに、みなさんは食品にどれくらいの塩分が入っているのか考えたことはありますか？

このことを意識しておかないと、自分の味覚だけを頼りにどんどん味つけを濃くしてしまうため、知らない間に塩分を過剰に摂取することになります。

たとえば、醤油ラーメンは１杯あたり７・４g、天ぷらうどんは１杯あたり５

g、牛丼は並盛りで3g、食パンは6枚切り1枚で0・7g、濃口醤油は大さじ1杯あたり2・6gとなっています（『最新改訂版　腎臓病の人のためのひと目でよくわかる食品成分表』Gakken）。

最近は加工食品や調理済みの食品が食卓にのぼることが多くなり、外食の頻度も増えてきました。これらはいずれも塩分のとりすぎに直結します。

また、日本食＝健康食というイメージが根強いのですが、醤油や味噌など**日本の伝統的な調味料には塩分が多く含まれている**ことは案外知られていません。

そのため、意識的に塩分の摂取量を減らすことが大事になってきます。

では、塩分の摂取量を減らすにはどうすればいいのでしょう？

食事のときにできる工夫としては、次の5つがあります。

塩分を減らす工夫①　不要な汁は捨てる

麺類の汁にはたくさんの塩分が含まれています。

汁は確かにおいしいので飲みたくなる気持ちはよくわかります。ですが、グッと我慢して**汁を残すだけで、かなりの減塩効果が期待できます**。醤油ラーメンなら8・1g→3・1g、きつねうどんなら5・8g→3・5gに減らすことができるのです（栄養指導NAVi　https://healthy-food-navi.jp/?post_type=read&p=5375）。

麺類以外でも、調理の際に出た汁は口にしないよう日頃から心がけましょう。

塩分を減らす工夫②　加工食品や外食の頻度を減らす

一般的に、自炊よりも外食の方が味つけが濃くなる傾向にあります。食事のジャンルにもよりますが、なかには1食だけで1日の食塩摂取量を軽く超えてしまうような食べ物もあるので注意してください。

外食するなら、「丼ものではなくて定食にする」「定食についてくる漬物は食べない」「味噌汁は飲み干さない」といった工夫をしてください。

カップ麺や缶詰、インスタント味噌汁など、いわゆる加工食品（↓１４０ページ）は全体的に塩分が多い傾向にあります。

また、加工食品には、添加物として無機リンが多く含まれています。

無機リンは、長期的かつ継続して摂取し続けると腎臓に負担がかかるということがわかっていますから、加工食品をとる頻度を極力減らすべきでしょう。

無機リンは、そのままの名称でパッケージに表示されていることはありません。pH調整剤、膨張剤、乳化剤などの名称で表示されているので、買い物をするときは商品の「原材料」欄を注意して見る習慣をつけてください。

なお、無機リンについては１４０ページで詳しく説明します。

主な加工食品１食分に含まれている塩分量

（単位：g）

ウィンナー（40g）	0.9
ロースハム（30ｇ）	1.3
白菜キムチ（40g）	1.1
高菜漬け（30g）	1.2
梅干し（15g：正味10g）	2.2
味付けのり（4g）	0.2
カップ麺	5.1
おにぎり（鮭）	1.3
おにぎり（辛子明太子）	1.8
サンドイッチ（ツナ）	1.2
サンドイッチ（卵）	1.8

※おにぎりとサンドイッチはコンビニのもの。

『最新改訂版　腎臓病の人のためのひと目でよくわかる食品成分表』（Gakken）より

塩分を減らす工夫③　調味料を置き換える

1日の食事の中で塩分の摂取割合が最も多いのは何だと思いますか？

そう、調味料です。

塩分というと、食べ物そのものから摂取しているイメージがありますが、実は私たちの塩分摂取量の約7割は**調味料**からだと言われています。

したがって、減塩を徹底するには、まず調味料を見直さなければいけません。

今は、スーパーなどでも減塩の調味料が簡単に手に入るようになりました。

たとえば、今まで使っていた濃口醤油を減塩醤油に変えるだけでも、大さじ1杯あたり約1gの減塩を実現できるのです。

また、食塩や醤油、味噌の味つけをマヨネーズやケチャップなどに変更するだけで簡単に減塩できますから、試してみてください。

主な調味料の小さじ１杯に含まれる塩分量

（単位：g）

食塩	6.0
薄口醤油	1.0
濃口醤油	0.9
出汁割り醤油	0.4
甘味噌	0.4
豆味噌	0.7
麦味噌	0.7
ウスターソース	0.5
とんかつソース	0.4
中濃ソース	0.3
ポン酢	0.5
和風出汁の素	2.5
コンソメ	2.6
マヨネーズ	0.1
ケチャップ	0.2

※小さじ1杯を6gとして換算。

『最新改訂版　腎臓病の人のためのひと目でよくわかる食品成分表』（Gakken）より

塩分を減らす工夫④　調味料のバリエーションを変える

人間が舌で感じる味には、5つの基本味（五味）があると言われています。塩味、甘味、苦味、酸味、旨味の5つです。

減塩をするなら、このうち塩味を減らさなければいけません。

しかし、塩味を薄くするだけでは、アクセントがなくなって料理のおいしさが半減してしまいます。

そこで、塩味以外の4つを満たす味つけが必要になります。

おすすめは、**出汁**《だし》、**香辛料**、**酢**、**レモン**の活用です。

最初は物足りないと感じるかもしれませんが、次第に味の微妙な違いが感じられるようになり、塩味がなくても満足できるようになるでしょう。

塩分を減らす工夫⑤　麹を活用する

米・麦・大豆などの穀物にコウジカビを繁殖させたものが麹《こうじ》です。
麹には30種類以上の酵素が含まれていて、「消化吸収の促進」「腸内環境の調整」「アンチエイジング」などさまざまな効果が期待できるのですが、**実は減塩にも効果がある**ことがわかっています。

麹には「塩麹」「醤油麹」「酢麹」「タマネギ麹」「トマト麹」などがありますが、これらを塩、醤油、砂糖の代わりに使うと、塩分や糖質のカットにつながります。味にも変化が出るので、ぜひ試してみてください。

ご興味がある方は、麹で自家製調味料をつくってみてもよいでしょう。

腎臓に悪い食生活③

糖質の過剰摂取

ブドウ糖のとりすぎは危険？

糖質のとりすぎも腎臓に多大な負担をかけます。

糖質を多くとる生活を続けていると、糖尿病、動脈硬化、がんのリスクが高まるほか、慢性腎臓病など危険な病気にかかりやすくなると考えられています。

糖質は「単糖類」「二糖類」「小糖類」「多糖類」「糖アルコール」のように種類が分かれているのですが、なかでも単糖類に分類される**「ブドウ糖」の過剰摂取は腎機能に大きな影響を与える**と言われています。

「ブドウ糖って人間が生きていくために必要なエネルギーじゃないの？」という

疑問を持たれた方もいるでしょう。確かにその通りなのですが、とりすぎは問題です。ブドウ糖の摂取量が極端に増えると「血糖値」の乱れを招くからです。

血管を傷つける血糖値スパイク

とくに危険なのが、血糖値の急上昇です。

食事をした後に血糖値が急上昇・急降下を繰り返す現象を**血糖値スパイク**と言います。血糖値の動きをグラフにすると上昇と下降が短い期間で繰り返されてトゲ（＝スパイク）のようになるため、この名前がつけられました。この上げ下げの幅があまりに大きいと、血管の壁が傷ついてしまいます。

血糖値スパイクは動脈硬化の原因や終末糖化産物（↓48ページ）の発生に関わっているとも言われているので、糖質をとりすぎている人の腎臓は確実に弱っていると考えていいでしょう。

血糖値を急上昇させるものの代表的な例は、清涼飲料水や甘いジュース類。これらを飲むと、**急激に血糖値が上昇します**。

水分補給という目的でスポーツドリンクを飲んだり、手軽にビタミンがとれるからと100%果汁のジュースを飲んだりする人は多いのですが、一見体に良さそうなこれらの飲み物は血糖値の急上昇に直結するのでおすすめしません。

なお、野菜ジュースの危険性については後ほど詳しく解説いたします。

また、第1章でふれたように、ごはん（白米）の食べすぎもNGです。

ごはんは糖質が多く、多量摂取や早食いをするとより多くのインスリン（血糖値を下げるホルモン）を必要とするので、すい臓に負担をかけることになります。

さらに、すい臓から大量のインスリンが出れば、それを体の外に排出する腎臓にも大きな負担がかかるのです。

身のまわりの食品に含まれる糖質量

（単位：g）

白米（普通盛り）	53.4
６枚切り食パン１枚（60ｇ）	25.3
うどん（100g）　※乾麺	69.5
そば（160g）　※ゆで	37.0
パスタ（100g）　※乾麺	67.7
ニンジン（150g）	9.8
キャベツ（200g）	6.8
ブロッコリー（100g）	1.5
牛レバー（100g）	3.7
豚ロース肉（100ｇ）	0.2
皮なし鶏もも肉（100g）	0
リンゴ（1個　250g）	30.0
バナナ（1本　200g）	25.7
ブルーベリー（7粒　10g）	1.0

『いちばん見やすい！　糖質量大事典2000』（西東社）より

では、糖質の過剰摂取を防ぐにはどうすればいいのでしょうか?

まずは、先ほどご説明した清涼飲料水（加糖飲料）を飲まないこと。

また、お菓子などもできるだけ控えましょう。

一度に大量に食べなくても、手近に甘いものがあると、つい口に入れたくなってしまうものです。しかし、そのちょっとした習慣が糖質の蓄積になることは言うまでもありません。神経質になる必要はありませんが、「量を決める」「惰性で食べない」など、ルール化することが大事なのです。

そして食べる「順番」を意識することです。

いきなり糖質（白米、パン、麺などの炭水化物）を食べないで、**まずは野菜から食べる**ことをおすすめします。野菜を先に食べると、豊富な食物繊維によって糖の吸収が抑えられるため、血糖値の上昇がゆるやかになるのです。

食べる順序を変えてみる

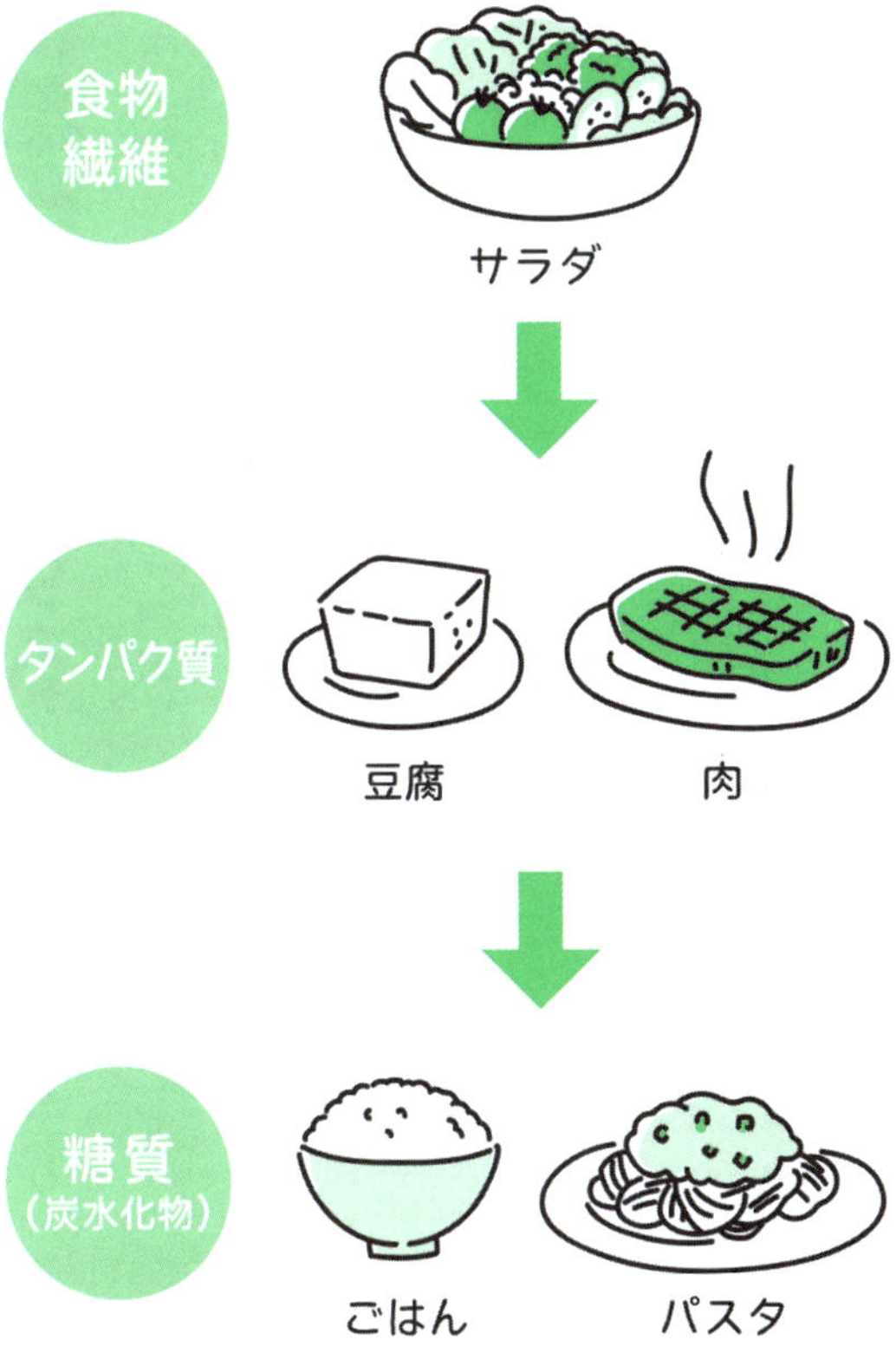

食物繊維やタンパク質を先に食べることで糖質の吸収がゆるやかになる。糖質は最後に食べること。

腎臓に悪い食生活④

極端に糖質を制限する

糖質制限にも段階がある

前項では、糖質の過剰な摂取が腎臓に影響を与えると言いました。

しかし、一方で**糖質を制限しすぎるのもよくない**のです。

「糖質」は悪者のように思われがちですが、そもそも炭水化物に含まれるものですから、糖質をとらない（極端に抑える）ということは3大栄養素の1つを制限することになります。

もちろん、糖質制限自体は糖尿病治療の一種なので、血糖値の改善や短期間での体重減少、中性脂肪の低下など、さまざまなメリットがあるのは事実です。

ただ、どれくらい糖質を制限するのかは、よく考えなければいけません。

糖質制限の落とし穴

左に挙げたのは1日の糖質摂取量の目安です。

30g以下（極端な糖質制限）
70g以下（キツめの糖質制限）
100g以下（標準的な糖質制限）
130g以下（ゆるめの糖質制限）→ロカボ

「ロカボ」とは、無理なく続けられる「ゆるい糖質制限」のこと。日本人の1日の糖質摂取量は平均約300gと言われているので、それと比べると、ロカボはかなり摂取量を抑えていることがわかるでしょう。

ところが、ここに落とし穴があります。

糖質制限をすると、前述のように、短期間の体重減少や中性脂肪の低下といった効果が期待できるので、多くの人が「糖質は抜けば抜くほどやせられるんだ」と誤解してしまうのです。実際、白米は食べないという人もいらっしゃいます。

そうした誤解によって極端な糖質制限を行うと、感染症や栄養失調、骨粗鬆症《こつそしょうしょう》、心筋症などの病気にかかりやすくなると言われています。自己判断による極端な糖質制限はリスクが高いと言わざるを得ません。

目指すのは「腹八分目」

2023年、日本人8・1万人を対象に、炭水化物と脂質の摂取状況と死亡リスクの関係について調べた研究結果が発表されました[2]。

この研究によると、炭水化物の摂取カロリーを1日の総カロリーの40%以下に抑えたところ、死亡リスクが上がったという結果が出ています。これは、とくに男性の場合に顕著でした。

総カロリーの40％というと、1日のカロリーが2500㎉なら炭水化物は1000㎉程度。これは白米で換算すると約600g。お茶碗約4杯分です。この中には糖質約200gが含まれています。この数値と比べて極端に糖質を制限している人は注意が必要でしょう。

もっとも、糖質制限に関しては長期的なスパンでどれくらいの影響が出るのか、まだ十分な研究がなされていません。性別や体格などさまざまな違いがあるなかで、「あなたの糖質適正量はこれくらいです」とは一概に言えないのです。

ですから、まずは**栄養のバランスを意識して「腹八分目」を目安に食事を楽しむ**ことを心がけてください。

腎臓に悪い食生活⑤

ジャンクフードを食べる

腸がきれいな人は腎臓も元気

腸内環境を整えることも、腎機能の強化につながります。腸内環境と腎臓はあまり関係がないように思えますが、実は両者は密接につながっていると言われています（腸腎連関）。

腸内環境を整えるというと、「ダイエットやアンチエイジングのためかな？」と思う人が多いようですが、それだけではないのです。

腸内環境の乱れとして代表的な症状は**便秘**でしょう。

アメリカ・テネシー大学が350万人を対象に、便秘の有無と慢性腎臓病の発症との関連を調査した研究があります。

それによると、８年間の追跡の結果、便秘があった人はなかった人に比べて慢性腎臓病の発症率が10％程度高いことがわかりました［3］。

また国内でも東北大学が、便秘薬によって慢性腎臓病の進行を抑えられたという報告をしています［4］。こうしたことから、**腸内環境を正常に保つことは、腎臓を守る手段として十分に有効な手段である**と考えられるのです。

腸内環境を悪化させる食べ物

腸内環境を整える手段として食事と運動がありますが、ここではとくに「食事」について見ていきましょう。

食習慣の改善でやっていただきたいことは、腸内環境を悪化させる食べ物をやめるということです。

代表的なものとしては、ポテトチップスなどのスナック菓子、ハンバーガー、フライドポテト、チキンナゲットなどのファストフード、また、清涼飲料水などがその代表格です。いわゆるジャンクフードと呼ばれるものです。

イギリスの研究では、ジャンクフードを2日間食べただけで腸内環境に大きな変化が起きると報告されています。油分や糖分の過剰摂取にもつながるので、ジャンクフードは可能な限り控えてください。

腸内で善玉菌を増やすには

次に心がけたいのは、腸内の善玉菌（及び善玉菌のエサ）を増やす食事です。

私たちの腸内には、100兆個を超える細菌が生息していると言われています。

この腸内細菌は、腸に良いはたらきをする善玉菌、悪いはたらきをする悪玉菌、どちらでもない日和見菌《ひよりみきん》の3タイプに分けられます。

腸にやさしい食材

プロバイオティクス

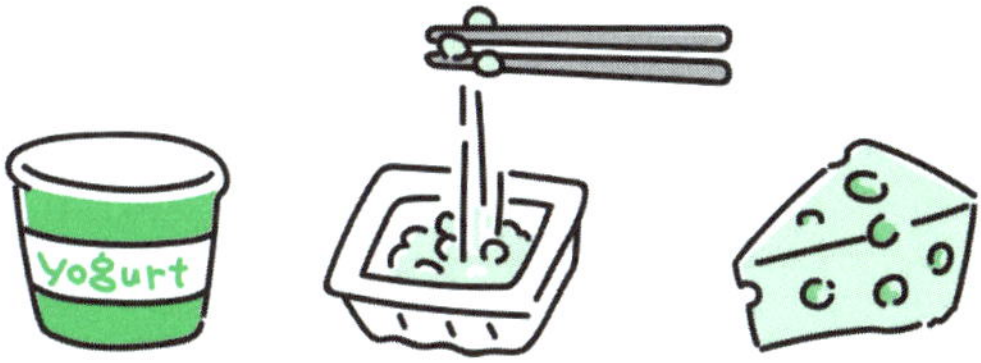

ヨーグルト　納豆　チーズ

→ 善玉菌を直接腸に届ける

プレバイオティクス

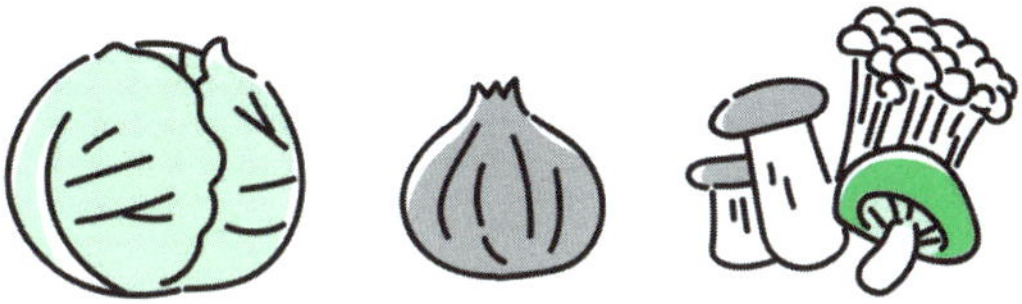

キャベツ　タマネギ　キノコ類

→ 善玉菌を育てる

プロバイオティクスとプレバイオティクス、２つをうまく組み合わせて食べることで整腸効果が高くなる。

善玉菌は食べ物の消化吸収を助けたり、免疫力を高めたりするので、私たちの体を健康に保つためには欠かせません。

善玉菌自体を増やすのは**プロバイオティクス**と呼ばれる微生物で、代表的なものに乳酸菌やビフィズス菌があります。これらは味噌、ヨーグルト、納豆などの発酵食品に多く含まれています。

また、善玉菌を「育てる」ことも大切です。

善玉菌を増殖させるのに役立つのが**プレバイオティクス**という物質。

プレバイオティクスは、胃や小腸などで吸収されずに大腸まで届くので、大腸で生息する善玉菌のエサとなるのです。代表的なものは食物繊維やオリゴ糖。

食物繊維が豊富な食品には、野菜や果物のほか、キノコ類や海藻などが挙げられます。また、オリゴ糖は、大豆やニンニク、タマネギ、バナナなどから効果的に摂取できるでしょう。

プロバイオティクスとプレバイオティクスは、**どちらか片方だけではなく、両方をバランスよく摂取する**ことが重要です。

腎臓を傷つける食事とは？

腎臓を傷つけてしまう人の食事には、共通点があります。

・栄養バランスが偏っている
・食事のカロリーが高い
・塩分のとりすぎ
・糖質のとりすぎ
・無機リンのとりすぎ

こうした食事を続けていると、次のような病気に発展すると言われています。

栄養バランスの偏り➡体調不良
高カロリーな食事➡肥満
塩分の過剰摂取➡高血圧　胃がん
糖質のとりすぎ➡糖尿病　肥満　脂肪肝
無機リンのとりすぎ➡慢性腎臓病

これらはすべて腎臓に悪い影響を与えることですから、腎臓を守るためには、この逆を意識すればいいわけです。

では、腎臓の機能を高めるために、普段の食事の中でどんな食品を避けたらいいのでしょうか？

腎臓を傷つける食品①

野菜ジュース・果物ジュース

ジュースには大量の糖質が含まれている

先ほどもふれましたが、100％の果汁・野菜汁ジュースは腎臓を健康に保つためにはあまりおすすめできない飲み物です。糖質が多く入っていることや、吸収の良い糖が入っているために高血糖を誘発することは意外と知られていません。週3日以上続けて摂取していると、**将来的に腎機能を悪化させる可能性が高くなる**のです。

一般的な野菜ジュースや果物ジュースには、1本（200㎖）あたり16〜22gの糖質が含まれています。この糖質量を白米に換算すると、どれくらいの量になるでしょうか？

子どものお茶碗で約半分、ロールパンなら約1個分に相当します。

私も看護師になる前、とくに大学でひとり暮らしをしていたときは、ほぼ毎日野菜ジュースや果物ジュースを飲んでいた時期がありました。毎日たくさんの野菜や果物を購入することが難しかったので、ジュースで効率的に栄養を摂取しようと考えていたのです。

若いときはそんな生活をしていても、内臓が元気なので耐えることができるでしょう。しかし、40〜50代になっても同じような食生活を続けていると、10〜20年経ったときに腎臓がひどく劣化していた……ということになりかねません。

おすすめは無添加トマトジュースと自家製スムージー

では、野菜ジュースや果物のジュースはすべて遠ざけた方がいいかというと、そういうわけでもありません。比較的安心して飲めるものもあります。

たとえば、**無添加・食塩不使用のトマトジュース**。トマトジュースにも糖質は含まれていますが、野菜ジュースや果物ジュースの半分以下なので、あまり気にする必要はありません。

自家製のスムージーもおすすめです。今はコンビニやジューススタンドなどで簡単にスムージーが飲めるようになりましたが、市販品ではなく、必ずご自身でつくってください。自家製であれば、余計な糖質が加わらないからです。

おすすめは、**小松菜、ブルーベリー（冷凍でOK）、無調整豆乳**を活用したスムージーです。小松菜はアクが少なく、下処理が不要。ビタミンCやβ《ベータ》カロテンなどの抗酸化物質が入っているので、免疫力の向上や疲労回復に役立ちます。

また、ブルーベリーは果物の中では比較的糖質が少なく、抗酸化作用のあるアントシアニンも豊富です。豆乳は牛乳より糖質が低いので、より健康的でしょう。

おすすめは自家製スムージー

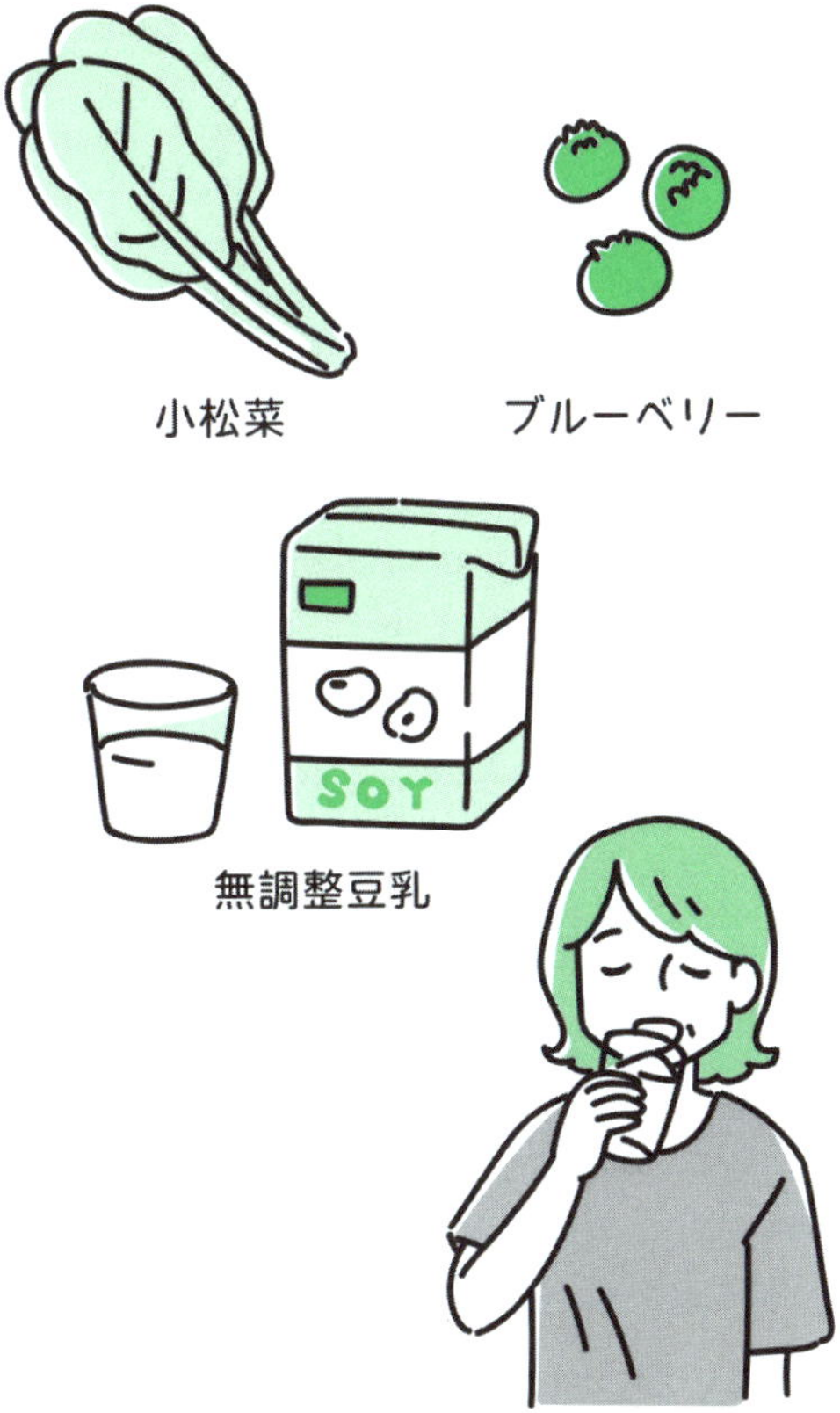

抗酸化物質を含んだ小松菜とブルーベリー、無調整豆乳を使った自家製スムージーは腎臓にやさしいメニュー。

腎臓を傷つける食品②

お惣菜コーナーの揚げ物

酸化した油にはリスクがある

酸化した油ほど危険なものはありません。

油の酸化とは、空気中の酸素と油が結合して起こる反応で、油からさまざまな有害物質が発生します。

酸化した油を体内に取り込むと、第1章でご紹介した「慢性炎症」を招くことが明らかになっており、健康に悪影響を及ぼします。

胸焼けや胃もたれなどの症状が見られるほか、大量に摂取すると肝臓や血管に大きなダメージを与えるのです。

血管に負担がかかる状況が続けば、**動脈硬化が進行し、やがて腎機能が低下し**

ていくでしょう。

家庭の調理油も酸化する

紫外線を浴びたり、空気にふれたり、熱を加えたりすると油は酸化します。

そして、**一度酸化した油は元には戻りません**。

酸化した油を見分ける方法としては「色が濃くなる」「嫌な臭いがする」「泡が出る」「粘りが出る」などの特徴があります。

大容量の方がお得だからと業務用の調理油を買ったものの、なかなか使い切れなくて1年以上経過していた……。

揚げ物をした後に残った油がもったいないからと何度も使ってしまった……。

このような油の使い方をしている人は、酸化した油を体内に取り込み続けることになります。

半額シールが貼られたお惣菜には手を出さない

コンビニの揚げ物やスーパーのお惣菜コーナーにある揚げ物は、調理してから時間が経っていることが多いので、ほとんどが酸化していると考えてください。

私も学生のとき、お店の営業終了間際に半額シールのついた揚げ物をよく買っていましたから、ついつい手を出したくなるのもわかります。

しかし、毎日このようなものを食べていると、**酸化した油で腎臓や肝臓がむしばまれていく**のです。

油の酸化を防ぐためには、「空気にふれさせない」「光に当たらないようにする」「熱を避ける」「使い切れる分だけ購入する」「酸化しにくい油を購入する」といった対策が有効です。

酸化しやすい油・酸化しにくい油

ちなみに油には酸化しやすいものと酸化しにくいものがあります。

酸化しやすい油はサラダ油、ゴマ油、大豆油、コーン油、ひまわり油、アマニ油、えごま油など。これらは、オメガ6、オメガ3の油と言われるものです。

一方、酸化しにくい油は、バター、ラード、ココナッツオイル、オリーブオイル、米油など。


とくにおすすめしたいのは、**オリーブオイルと米油**です。

オリーブオイルは地中海食※でよく使われるオイルですが、日頃から地中海食を食べている方は糖尿病や心疾患のリスクが低いと言われています。

また、オリーブオイルには主成分としてオレイン酸が多く含まれています。

オレイン酸は血中の悪玉コレステロールを減らし、炎症を抑える効果がありま

※**地中海食**……地中海沿岸の国々で食べられている伝統的な食事。オリーブオイルや全粒穀物、野菜などを多用する。

す。そのため、動脈硬化を防ぎ、血管系の病気のリスクを下げてくれるのです。

米油は米ぬかから抽出される油ですが、日本では江戸時代から注目されており、アンチエイジングのために使われていました。オリーブオイルと同様にオレイン酸が含まれていますし、抗酸化物質であるビタミンEがオリーブオイルよりも多く含まれています。

オリーブオイル、米油ともに酸化しにくく、心血管系疾患の予防効果がありますが、それでもとりすぎには注意しなければいけません。油はカロリーが高いので、とりすぎると肥満や生活習慣病の原因につながるからです。

酸化しにくい油を上手に摂取し、質の悪い油（＝酸化した油）を避けることで、油の摂取量をうまくコントロールしてください。

古くなった揚げ物は食べてはいけない！

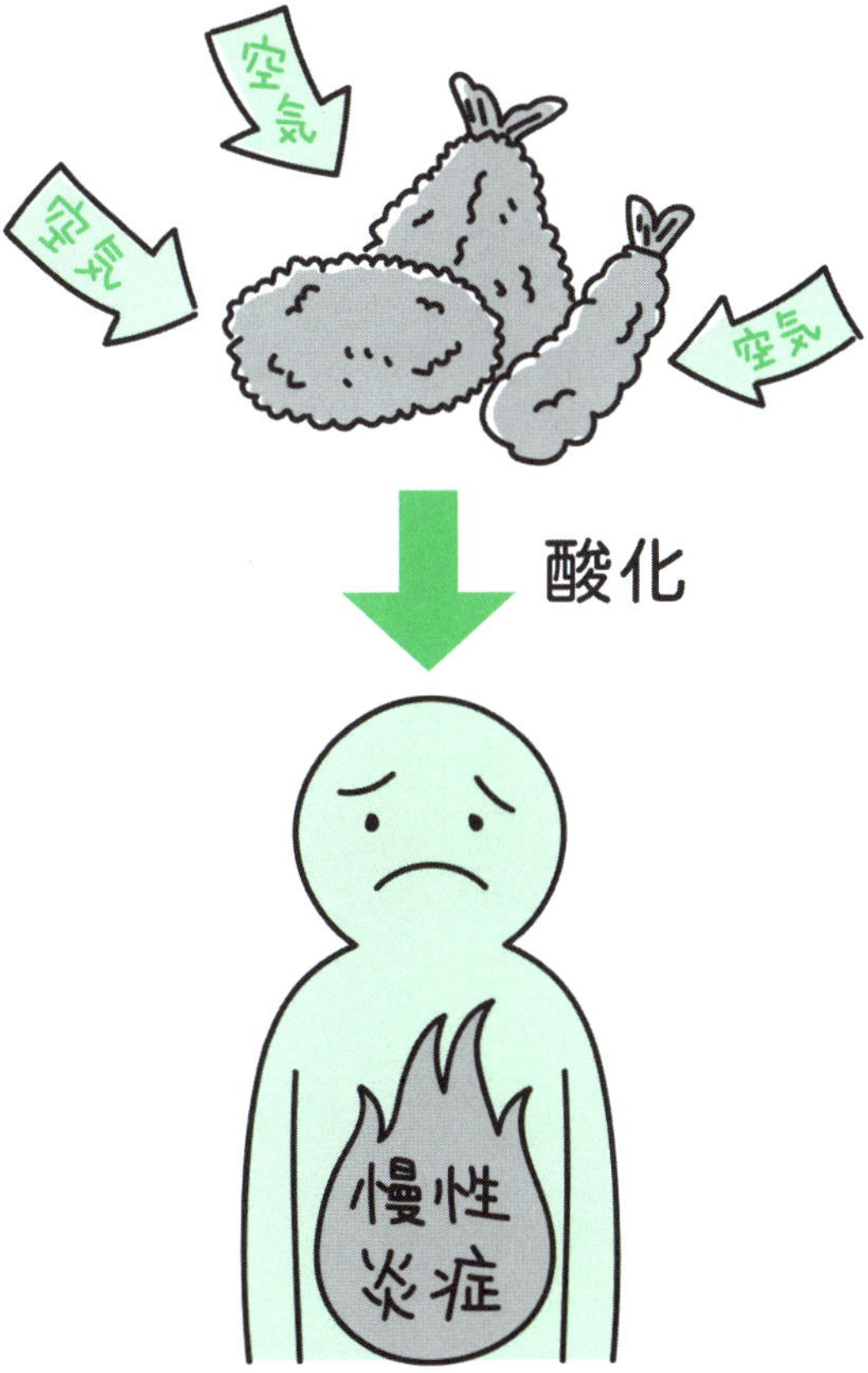

つくられてから時間が経ったお惣菜は酸化しているので、慢性炎症を引き起こすリスクあり。腎臓のためには避けるべき。

腎臓を傷つける食品③

加工食品

リンのとりすぎが腎臓を傷つける

加工食品（→106ページ）も、できるだけ食べない方がいい食品の1つです。具体的には、ハム、ベーコン、ソーセージなどの加工肉、ちくわやかまぼこなどの練り物、冷凍食品やカップ麺など。生の食品に工業的な処理が加えられたもので、比較的長持ちするものだと考えてください。

加工食品が体に悪いのは、余分な食塩や脂質、食品添加物が含まれているからです。とくに腎臓に対する影響を考えると**無機リン**の存在は無視できません。

そもそも無機リンとは何でしょうか？

人体に必要なミネラルの1つに「リン」があります。

有機リンと無機リン

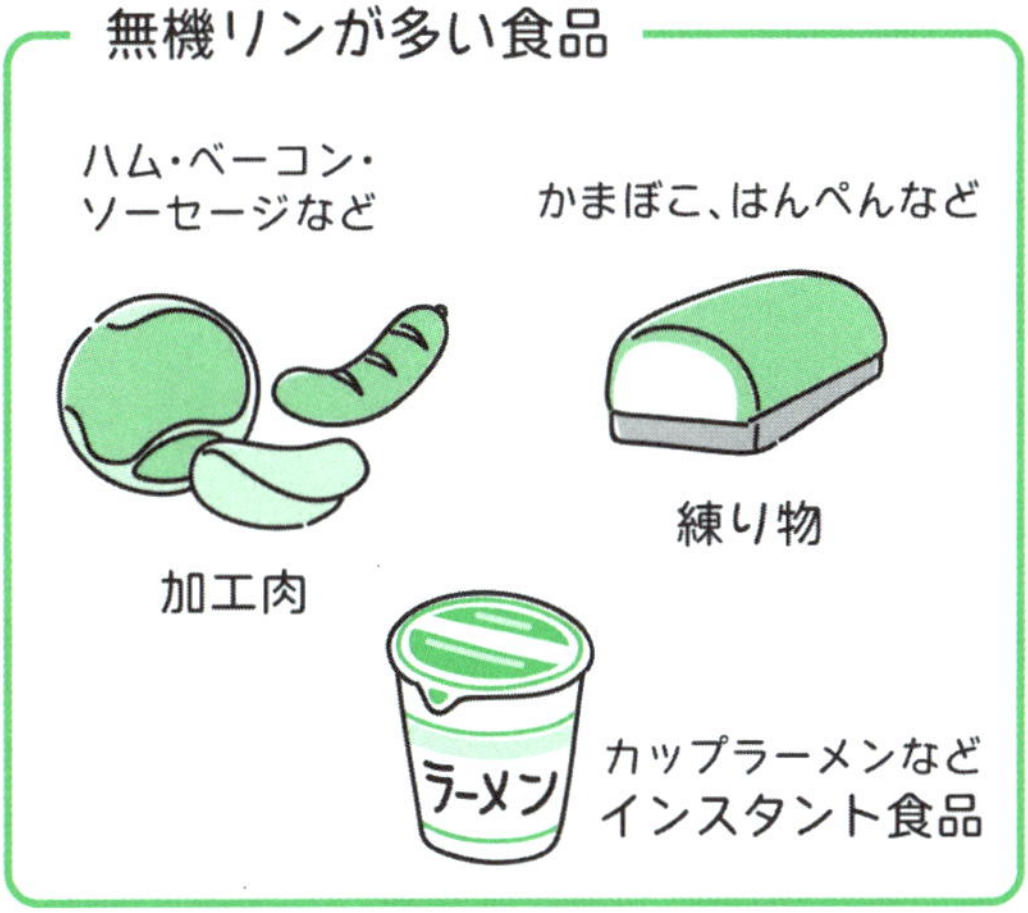

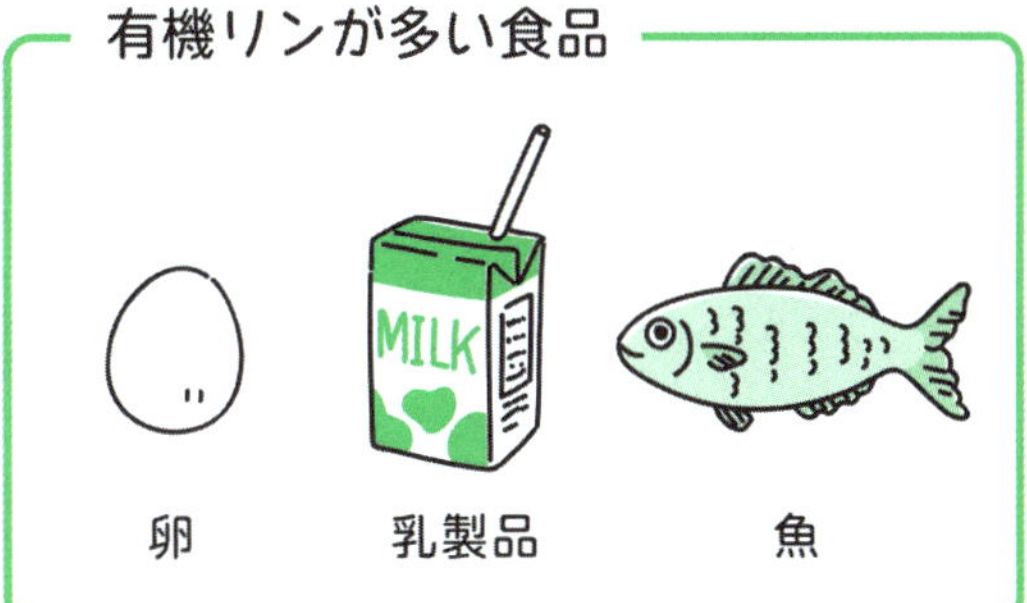

無機リンは有機リンと比べて腸における吸収率がきわめて高い。過剰摂取を避けるには加工食品はできるだけ控えたい。

リンは「骨・歯の形成」「遺伝情報の伝達の手助け」などの役割があり、有機リンと無機リンの2種類に分けられます。

有機リンは一般的な食材に含まれており、一方の無機リンは食品添加物として食品に含まれていることが多いという違いがあります。

この2つの最大の違いは、吸収率。有機リンは吸収率が20～30％であるのに対し、無機リンは90％以上と高いため、リンの過剰摂取につながるのです。

リンの過剰摂取は、なぜよくないのでしょうか？

リンはそのほとんどが腎臓で排出されます。そのため、体内に過剰に取り込まれると、腎臓の血管にリンが付着して**骨のように硬くなってしまう**のです。

これが「腎臓の石灰化」と呼ばれる現象。腎臓の石灰化が進むと、結石ができやすくなり、**腎結石や尿管結石に発展する可能性もある**のです。

無機リンを減らす調理法

それなら、無機リンの摂取を減らす調理上の工夫はないでしょうか。

一番有効なのは「ゆでる」ことでしょう。

ベーコンやハム、ソーセージなら、焼くのではなくて**ゆでる**。カップ麺を食べるときは、そのままお湯を注ぐのではなく、麺を別にゆでて「ゆで汁」は捨てる。

こうした工夫をすれば、無機リンを10％程度減らすことが可能です。

＊　　＊　　＊

以上、腎臓にダメージを与える食材をご紹介してきました。

では、逆に腎臓を守る優良食材にはどんなものがあるのでしょうか？

次章で詳しくご説明いたします。

ズボラでもOK

腎臓体操 ③

column 3

グーパー　回数：5～10回

①手をにぎったり開いたりを
ゆっくりと繰り返す（各4秒）

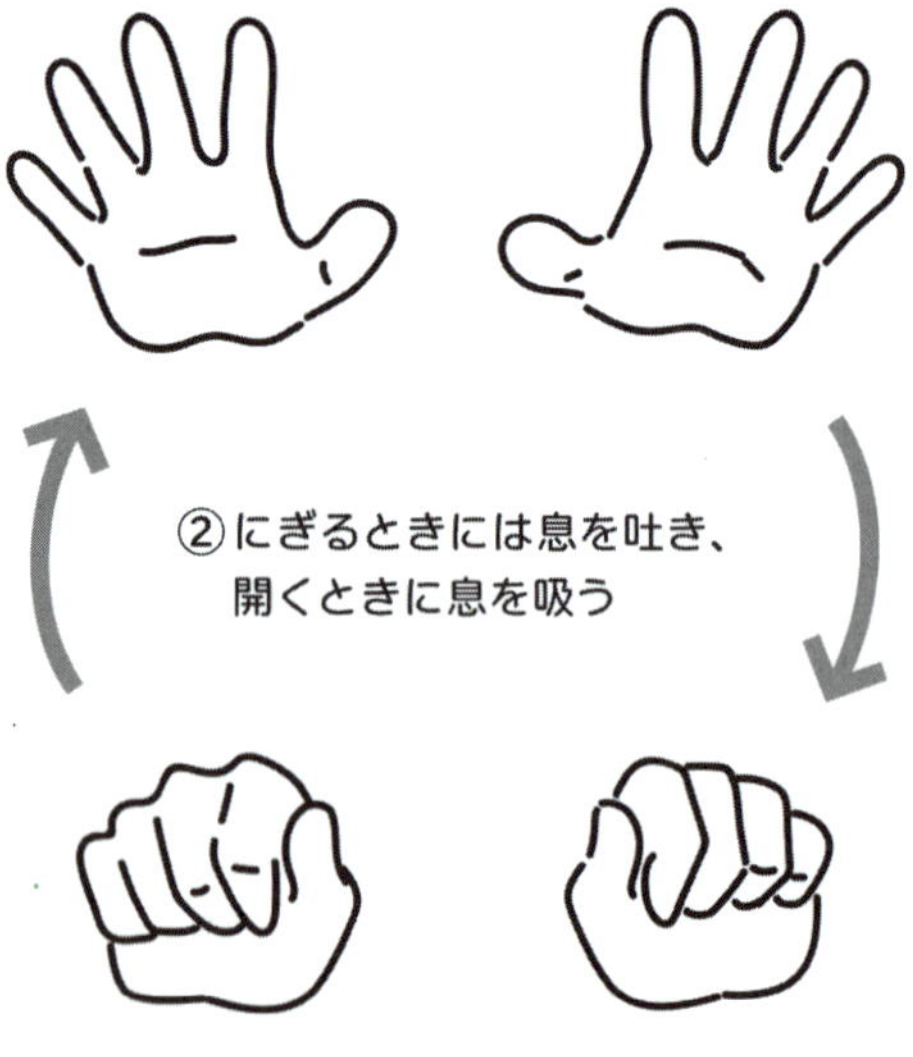
②にぎるときには息を吐き、
開くときに息を吸う

③呼吸を意識しながら手を動かす

タオル上げ下げ　回数：10回

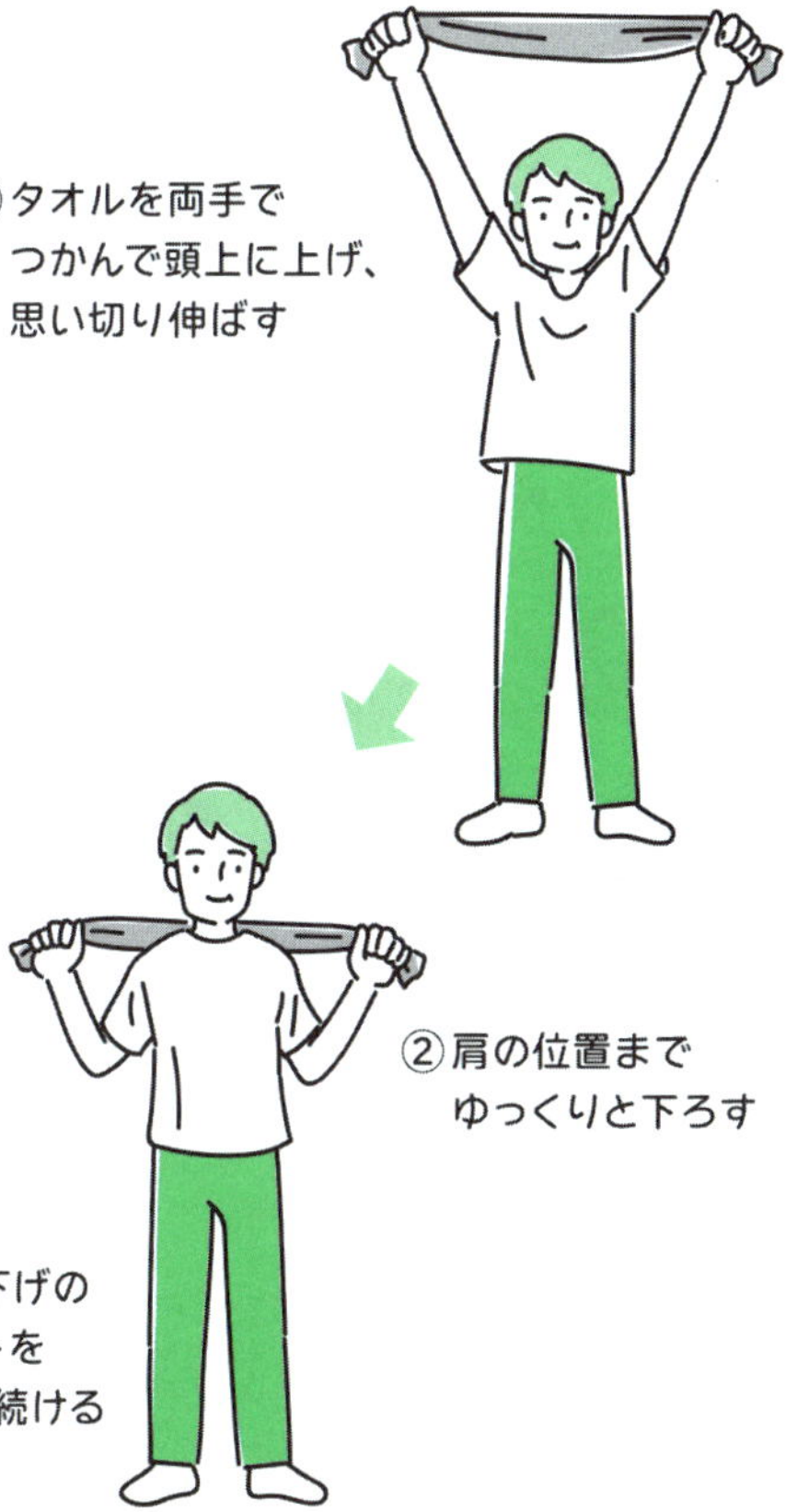

①タオルを両手で
つかんで頭上に上げ、
思い切り伸ばす

②肩の位置まで
ゆっくりと下ろす

③上げ下げの
セットを
10回続ける

タオル巻き開脚　回数：5～10回

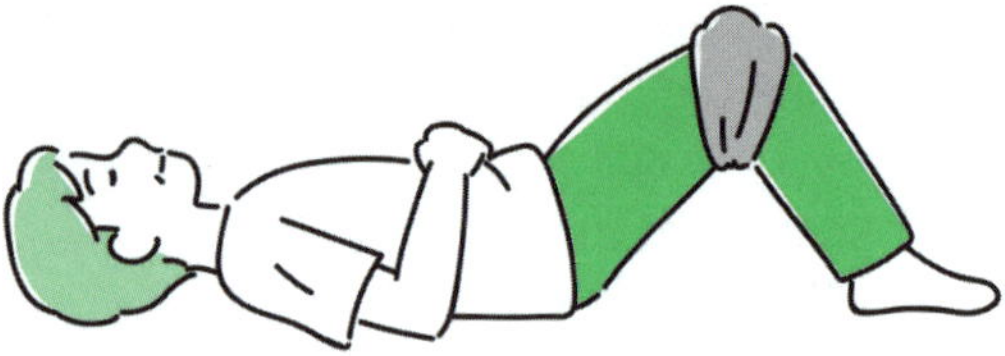

①仰向けになってひざを立て、
輪にしたタオルをひざに通す

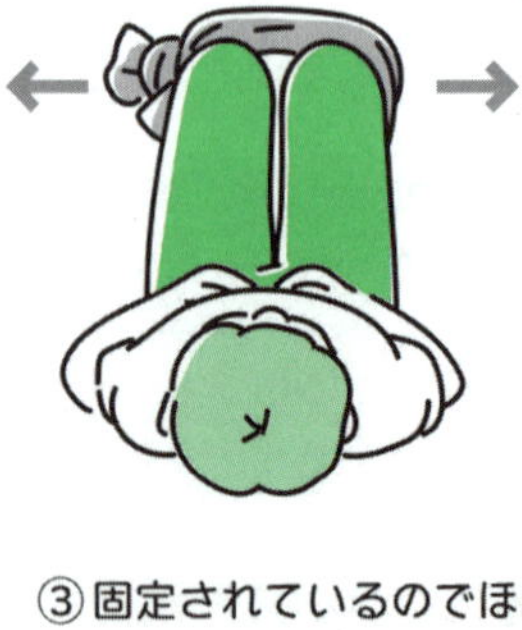

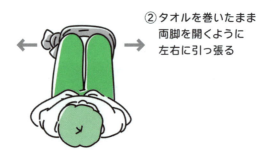

②タオルを巻いたまま
両脚を開くように
左右に引っ張る

③固定されているのでほとんど動かないが
意識して引っ張ることで
太ももとおしりの筋肉が鍛えられる

第4章

腎臓を守るためには黒いものを食べなさい

腎臓を守る食事の基本とは?

腎臓を守る食事の基本ルール

ここからは、腎臓の機能を強くする食事について解説していきます。まず食事の基本についてご説明し、次におすすめしたい食べ物をご紹介します。

なお、この章で扱う情報は、腎機能がほぼ正常か、健康診断で腎機能の低下を指摘されているような方に向けてのものです。

すでに腎臓内科に定期通院していて、タンパク質やカリウムの制限をされている方は、より**専門的なケア**が必要ですから主治医の先生にご相談ください。

腎臓を守る食事の基本は、塩分コントロール、カロリーコントロール、尿酸コントロール、食物繊維の摂取、抗酸化・抗炎症物質の摂取の５つです。

ここでは、**カロリー**と**尿酸**について簡単に解説しましょう。

カロリーと尿酸のコントロール

腎臓を守るには、カロリー調節が欠かせません。**カロリーのとりすぎによる肥満も、カロリーが足りない栄養不足も、腎臓には好ましくない**からです。

自分に適切なカロリー摂取量がどれくらいか、日頃から把握しておきましょう。

適切なカロリーの量は基礎代謝×身体活動レベルで決まります。

基礎代謝とは、早朝空腹時に、快適な室内などで安静にしているときの代謝量。

身体活動レベルとは、１日あたりの総エネルギー消費量を１日あたりの基礎代謝量で割った値です。

カロリーの適正値は「日本医師会」のＨＰに計算式が出ていますので「日本医

師会」「1日に必要なカロリー」で検索してみてください。

【1日に必要なカロリー　推定エネルギー必要量】
https://www.med.or.jp/forest/health/eat/01.html

尿酸はプリン体※が分解されるときにつくられる老廃物のこと。そして、尿酸が血液の中に含まれる割合を「尿酸値」と言います。

プリン体は通常は肝臓で分解されて体の外に排出されますが、何らかの理由で増えすぎると、尿酸値が上昇します。尿酸値が高くなると、結晶化して「石」になり、その石が**腎臓に溜まって腎機能を低下させてしまう**のです（痛風腎※）。

これを防ぐには、ビールや白子、レバーなど、プリン体を多く含む食品を避けることでしょう。

※プリン体……体を動かすときに必要なエネルギー源で、通常は肝臓で分解されて排出される。この分解時の老廃物が尿酸。

腎臓を守る食事の基本はすべて大事ですが、どれか１つだけ頑張っても意味がありません。最終的にどの項目も70～80点になるような食事を目指してください。

黒い食べ物が腎臓を強くする

では、腎臓を守るためには、具体的にどんなものを食べればいいのでしょう？

私がおすすめしたいのは**黒い食べ物**です。

「腎臓には黒い食べ物がいい」という言葉をみなさんも一度くらいは聞いたことがあるかもしれません。これは東洋医学に「腎の弱り（腎虚）のときには腎を強くする〝黒い食べ物〟をとる」という考え方があるからです。

西洋医学の「腎臓」と東洋医学の「腎」はイコールではないので、同じように考えることはできません。けれども、黒い食べ物には腎臓を強くする成分がたくさん含まれているのは確かなのです。では、順に見ていきましょう。

※**痛風腎**……痛風によって起きる腎臓障害のこと。尿酸が結晶化して腎臓の中に蓄積されると腎臓の機能障害が起きる。

黒ごま――オレイン酸で動脈硬化を防ぐ

オレイン酸が悪玉コレステロールを減らしてくれる

黒ごまの栄養成分を見ると、脂質が50％以上を占めています。そのため、カロリーだけを見ると腎臓に良くないんじゃないかと考える人もいるでしょう。

しかし、黒ごまには脂質以上に注目したい3つの成分があります。

3つの成分とは、オレイン酸、ゴマリグナン、アントシアニン。これらの成分によって、**腎臓を傷つける動脈硬化を防ぐことができる**のです。

オレイン酸はオリーブオイルの主成分としても有名ですが、善玉コレステロールを維持したまま、悪玉コレステロールを減少させる効果が認められています。

黒ごまの正しい食べ方

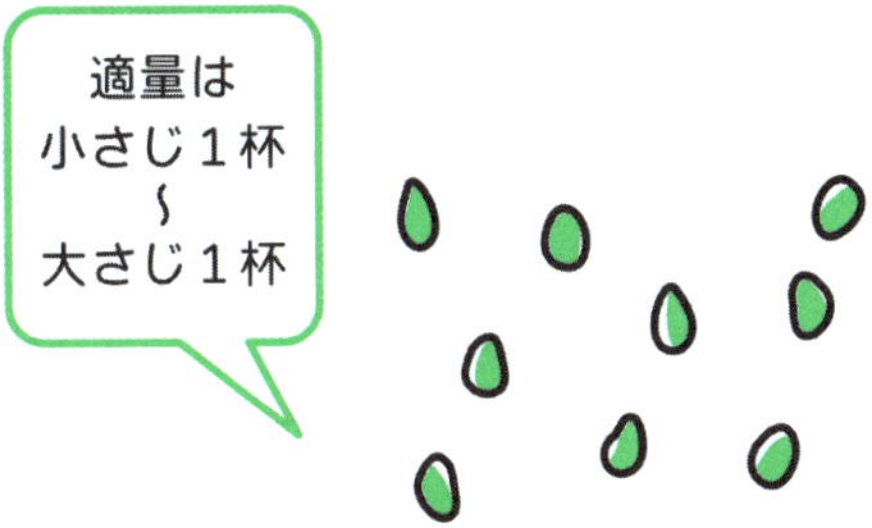

半分は脂質なので食べすぎに注意

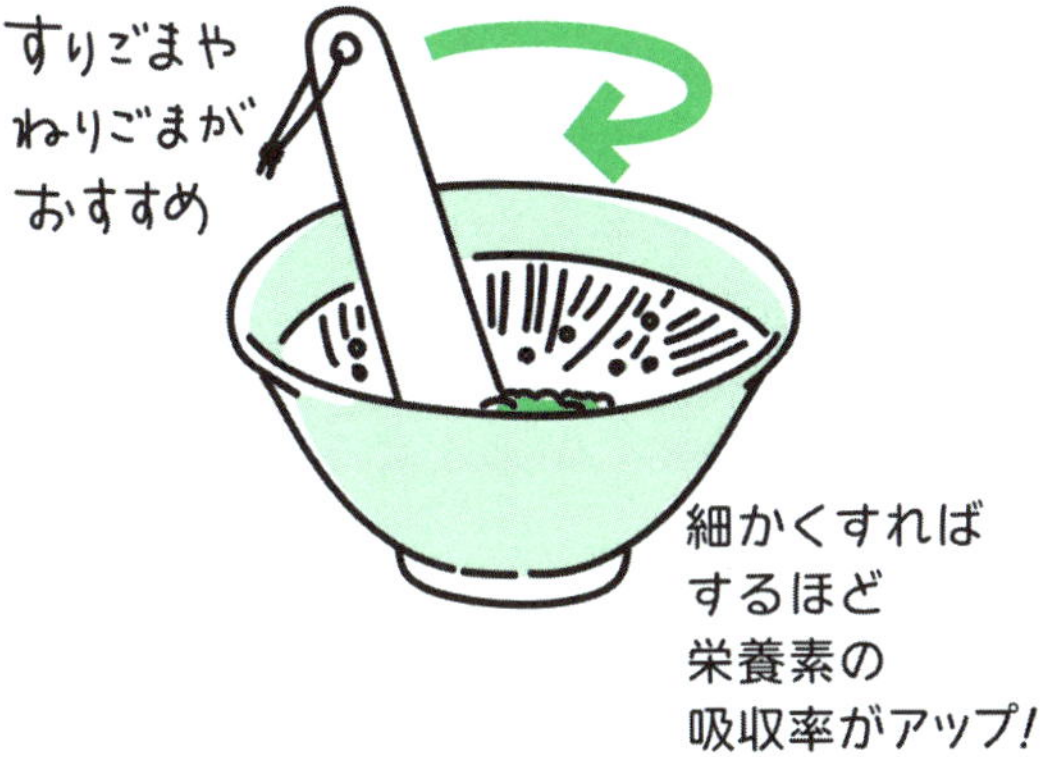
すりごまや
ねりごまが
おすすめ
細かくすれば
するほど
栄養素の
吸収率がアップ!

黒ごまの皮はとても硬いので、炒りごまで食べるときはよく噛まないと消化不良の原因になる。

「悪玉コレステロール」という名前は聞いたことがあるという人も、それが具体的にどんな「悪さ」をするのかは知らないという人も多いでしょう。

悪玉コレステロールは、血管の壁にくっつくことで内側から血管を傷つけます。傷ついた血管には、さらにコレステロールが付着して炎症を起こします。

炎症が起きると、体は出血を止めようとしますから、血管を修復するために血液中の血小板※や白血球などが集まってきます。これらが血管の内部で固まって、動脈硬化を引き起こすわけです。

動脈硬化を予防するなら、原因となる悪玉コレステロールを減らさなければいけません。そのためには、黒ごまのオレイン酸が有効なのです。

オレイン酸が摂取できる食品には、他にオリーブオイル、米油、アーモンドなどがあります。日々の食生活に取り入れてみてください。

※血小板……血液の中に含まれている成分の1つ。血管の壁が傷つくと、血を止めるために集まり、凝固することで止血する。

活性酸素を除去するゴマリグナン・アントシアニン

黒ごまには、他にゴマリグナンや、ブルーベリーに入っていることで有名なアントシアニンが多く含まれています。これらの成分は、**体が酸化する原因となる活性酸素を取り除いて**くれます。

活性酸素は、前述のように、体に取り込んだ酸素が活用される過程で生まれる物質です。〝悪者〟のイメージが強いのですが、体内では免疫細胞を助けたり、ウイルスを除去したりすることもあり、一概に不要なものとも言い切れません。

ただし、増えすぎると有害になるのも事実。「老化」「動脈硬化」「がんの発症（間接的な原因）」を引き起こすことがわかっています。

なお、黒ごまと同様、活性酸素を減らす食材には、トマト〈リコピン〉、にんじん〈βカロテン〉、コーヒー〈クロロゲン酸〉、大豆〈大豆イソフラボン〉などがあります（〈　〉内は食材に含まれている抗酸化物質）。

キクラゲ——腎臓にやさしいビタミンDが豊富

ビタミンDの4つの効果

腎臓にとって重要な栄養素に**ビタミンD**があります。

ビタミンBやビタミンCに比べて、ビタミンDはあまりなじみがないかもしれません。ビタミンDは日本人にとくに不足していると言われており、サケやイワシ、サンマなどの魚のほか、キノコ類からも摂取することができます。

とくに注目したいのが、中華料理によく使われるキクラゲ。コリコリとした食感が特徴のキノコですが、実は大量のビタミンDが含まれているのです。

キクラゲに含まれるビタミンDは100gあたり8・8μg［1］。これは、キノコ類の中でもダントツの量です。

キクラゲの食べ方

キクラゲに含まれる
ビタミンDは
全食品の中で
トップレベル

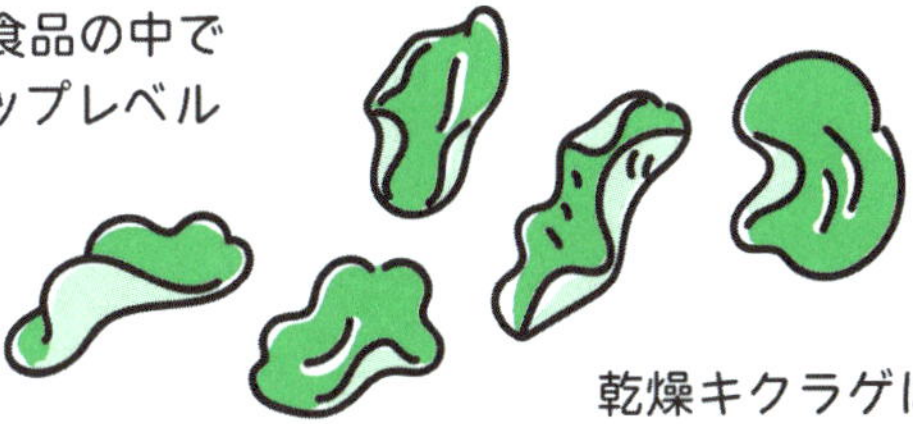

乾燥キクラゲは
旨みや栄養素が
凝縮されている

脂身のある肉と
油を使って料理すると
吸収率がアップ！

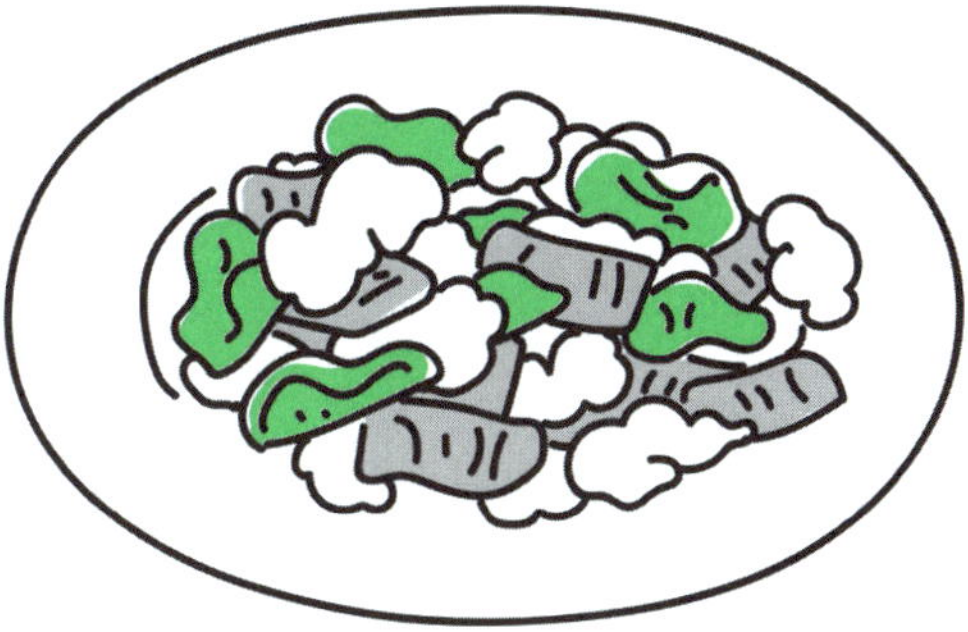

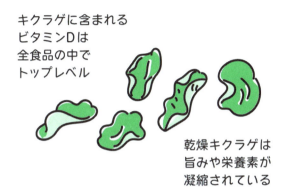

キクラゲは不溶性食物繊維が多いので、人によっては便秘が悪化するリスクも。乾燥状態で3gが目安。

最近の研究では、ビタミンDは体内で「筋タンパク質の合成」「筋力の強化」「糖尿病予防」「血圧の低下」などのはたらきをすることがわかってきました。

それぞれ、どのように腎臓と関係しているのでしょうか。

ビタミンDの効果①……筋タンパク質の合成と筋力強化

65歳以上の高齢者が陥りやすい**サルコペニア**という状態があります。これは、体の衰えから全身の筋肉量が減少している状態のこと。高齢者の約20％程度がサルコペニアだという報告もあります。

サルコペニアになると、筋肉が減少するだけではなく、糖尿病やがん、寝たきりなど、さまざまなリスクがあると言われています。

高齢者の病気が増えれば、それだけ介護をする人が必要になるということ。その意味では、サルコペニアの増加は国全体の課題と言っていいでしょう。

そこで注目されているのがビタミンＤです。

ビタミンＤは、筋肉を分解してしまうタンパク質のはたらきを抑え、筋萎縮を抑制することが研究で明らかになっています［２］。

つまり、**ビタミンＤをしっかりとれば、筋肉が衰えにくくなる**のです。

最近では筋肉と腎臓のつながり「筋腎連関」が話題となっていて、腎臓を守るために有酸素運動や筋力トレーニングをすべきだということが盛んに言われるようになりました。筋肉はそれだけ腎臓と深い関わりがありますから、ビタミンＤをいかに効率よく摂取するかが重要になってくるのです。

ビタミンDの効果②……糖尿病の予防

筋肉が衰えると**糖尿病**になる可能性も高くなります。糖尿病は血液中のブドウ糖濃度が上がり、数々の合併症を引き起こす病気です。

通常、血液中の余分なブドウ糖は、肝臓や筋肉、脂肪組織などに貯蔵され、必要なときに分解して使われます。

ところが、筋肉が細くなると、ブドウ糖を溜めるスペースがつくれません。そのため血液中のブドウ糖濃度が上がり、糖尿病が進む可能性があるのです。

ビタミンDは血糖値を下げるホルモン「インスリン」の分泌を促し、その効き目を高めてくれます。

血糖値が高くなると腎臓に負担がかかることは繰り返しお伝えしてきましたが、そうした点からも、ビタミンDは腎臓にとって欠かせない栄養素なのです。

ビタミンDの効果③……血圧の低下

よく「ビタミンDをとると血圧が下がる」と言われますが、これについてはまだ明確な結論が出ていません。

しかし、デンマークでこんな研究結果が報告されました。

被験者が75㎎のビタミンDを20週間にわたってとり続けたところ、収縮期血圧（上の血圧）が6・8㎜Hg、拡張期血圧（下の血圧）が1・7㎜Hg下がったという結果が得られたのです。

これは、血圧を上げるホルモン（アンギオテンシンⅡ）の生産にビタミンDがブレーキをかけたからではないかと考えられています［3］。

血圧が高くなると、血管はそれだけ大きな損傷を受けます。そのダメージは、毛細血管が集まる腎臓にも影響するでしょう。

腎臓への負担を軽減するために、ビタミンDを積極的に摂取するように心がけましょう。

ビタミンDは日光浴でつくられる

ところで、この項の最初に「日本人はビタミンDが不足しがち」と書きました。なぜ日本人はビタミンDが足りなくなるのか、疑問を持たれた方もいらっしゃるでしょう。

原因の1つとして、日本では日光浴とビタミンDの関係があまり知られていないことが挙げられるかもしれません。

ビタミンDは食品からだけではなくて、**肌に紫外線を当てることでもつくり出すことができます**。しかし、私たちは必要以上に紫外線を警戒し、日焼け止めや日傘を利用して、できるだけ日光に当たらないようにしています。

厚生労働省が発表している「日本人の食事摂取基準（２０２０年版）」では、成人が1日に必要なビタミンＤ摂取量は８・５㎍と設定されています。しかし、２０１９年の調査によると平均で６・９㎍しか摂取できていません。

普段の食事から十分にビタミンＤを摂取できないなら、「別の手段」を考えなければいけません。そこで、注目されているのが日光浴なのです。

ちなみに、夏場は紫外線対策なしで顔と両手の甲を１日５〜10分程度露出すれば10㎍のビタミンＤができることがわかっています。

地域によって異なりますが、皮膚に悪影響が出始めるのは15〜20分と言われていますので、１日10分程度日光浴をする分にはまったく問題ないでしょう。

ビタミンＤ不足を解消するために、ぜひ生活の中に短時間の日光浴を取り入れてみてください。

黒豆——黒豆ポリフェノールで腎臓を守る

黒豆ポリフェノールは腎臓の味方

黒豆は大豆の一種で、古くから漢方薬として活用されていました。

とくに種皮部分は国豆衣《こくずい》と呼ばれる生薬として、血流の改善、解毒、利尿作用などの効果が期待されてきました。

また黒豆の煮汁は**高血圧や高血糖の症状を軽減する**とも言われています。

黒豆には、3大栄養素をはじめ、食物繊維、ミネラル、ビタミンなどの栄養素が含まれているほか、イソフラボン、レシチン、サポニンなど特定の健康増進効果のある成分も豊富で、今、最も注目されている食べ物の1つなのです。

黒豆の正しい食べ方

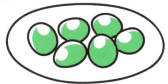

乾燥したもので
15g程度が適正量

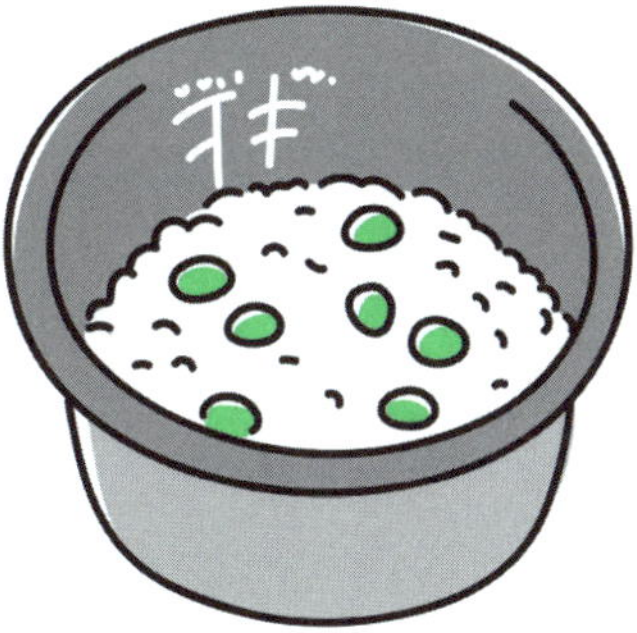

ごはんを炊くときに
一緒に入れれば
栄養が逃げない

黒豆にはアントシアニンやイソフラボンなどのポリフェノールのほか、ミネラルやビタミンが豊富に含まれている。

ここで注目したいのは、黒豆に含まれているポリフェノール（黒豆ポリフェノール）です。黒豆ポリフェノールに含まれる成分の大部分を占めるプロシアニジンには、**動脈硬化や糖尿病、肥満、炎症を抑える効果がある**ことがわかってきました。そのため、腎臓にとって黒豆は、非常に有効な食材なのです。

黒豆の栄養を効率よくとるには

黒豆ポリフェノールに腎機能を高めてくれる成分が入っているなら、それをムダなく食べたいとは思いませんか？

だとすれば、黒豆ポリフェノールの〝特性〟をよく理解しておかないと、せっかくの健康成分を捨ててしまうことになりかねません。

ポリフェノールの特性とは、**水に溶けやすい（水溶性）**ということ。

たとえば、お正月に乾燥した黒豆をスーパーで買ってきて黒豆煮をつくるとし

プロシアニジンが豊富な食材

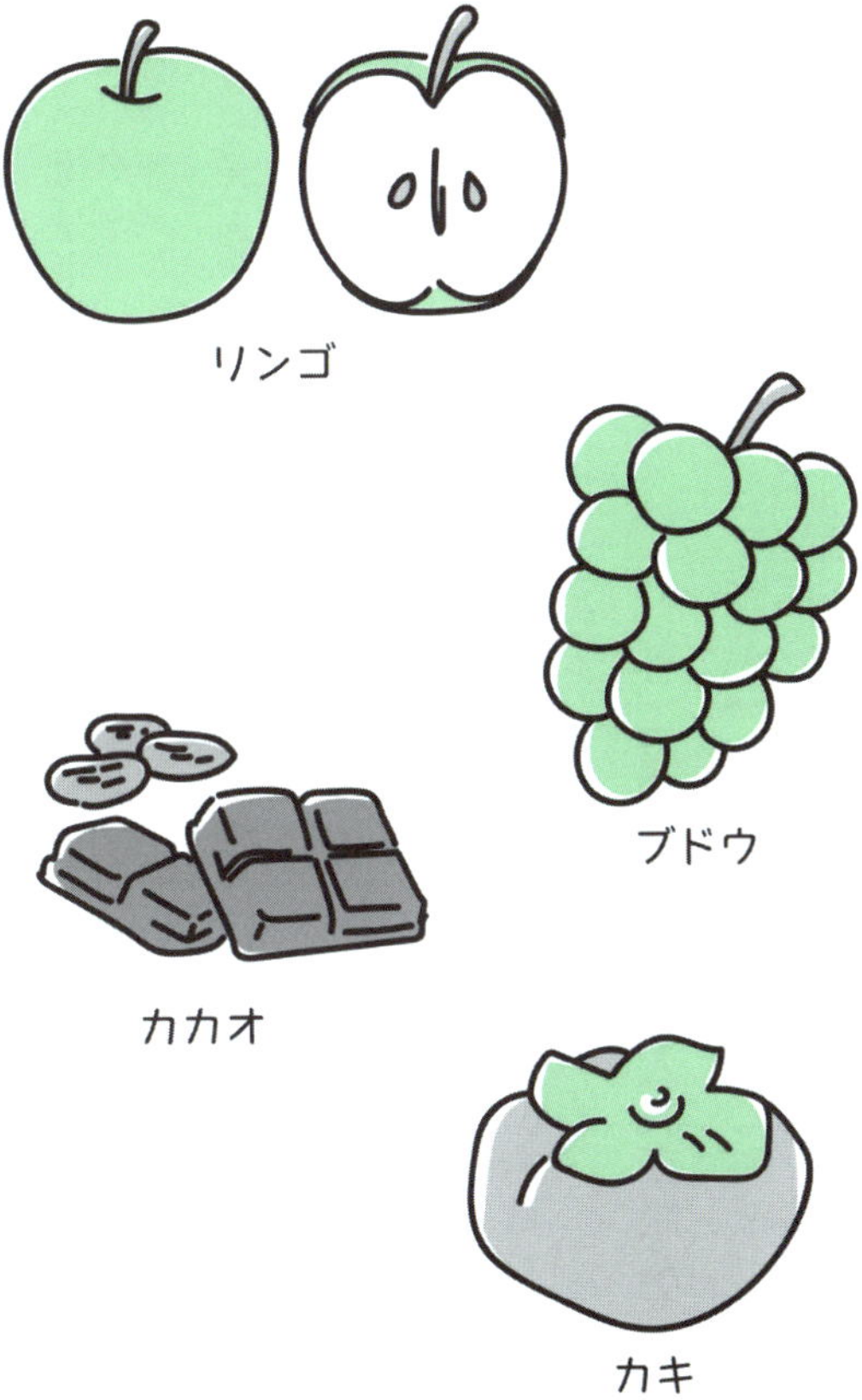

プロシアニジンは黒豆ポリフェノールの大部分を占める成分。リンゴやブドウにも多く含まれ、強い抗酸化作用がある。

ましょう。そのとき、黒豆の煮汁を捨ててしまったらどうなるでしょう？

せっかくの黒豆ポリフェノールが消えてしまいますよね？

黒豆ポリフェノールをしっかりと摂取するためには、煮豆の煮汁を何かに活用できないか、考えてみてください。あるいは、煮るのではなく蒸す（蒸し黒豆）ことでもムダをなくすことができます。

とはいえ、黒豆を煮る場合、圧力鍋を使わなければ5〜8時間ほどかかりますから、忙しい人は手を出しにくいかもしれません（圧力鍋なら20〜30分）。

私のおすすめは、ごはんを炊くときに**黒豆を一緒に入れて炊く**という方法です。

黒豆のポリフェノールがごはんに溶け出すのでムダになりませんし、赤飯のような見た目で黒豆のホクホク感が楽しめますよ。

黒豆は糖尿病予防にも効果的

最後に、黒豆の植物性タンパク質にもふれておきましょう。

タンパク質は肉や牛乳、卵などからとれる動物性タンパク質と、豆類や野菜、ナッツなどからとれる植物性タンパク質に分けられます。

動物性タンパク質と植物性タンパク質はバランスよくとるのが理想ですが、アメリカのタフツ大学の調査では、**植物性タンパク質を多くとっている人は２型糖尿病や心臓病、がんなどになるリスクが低い**ことがわかったのです［４］。

植物性タンパク質が多い食材と聞いてまっさきに思い浮かぶのは豆腐でしょう。

しかし、１００ｇあたりのタンパク質量は木綿豆腐７ｇ、絹ごし豆腐５・３ｇに対し、ゆで黒豆は14・７ｇなのでその違いは明らかです。

なじみの薄い食材ですが、このように黒豆は〝いいことずくめ〟なので活用しない手はありません。うまく日々の食事の中に取り入れてみてください。

純玄米黒酢――クエン酸が尿酸値を下げてくれる

アミノ酸を多く含んだ特別な酢

純玄米黒酢は、その名の通り「玄米」からつくられた酢で、クセが少なく味もまろやかなことでも知られています。

他の酢に比べて必須※アミノ酸をはじめとするアミノ酸が豊富に含まれていることや、ビタミンやミネラルが多いことも大きな特徴でしょう。**必須アミノ酸の含有量は一般的なお酢の約10倍**。それだけに酸味の中にも独特の旨みがあります。

純玄米黒酢は疲労回復に効果があるほか、尿酸値、血糖値、血圧などを下げてくれるので、腎臓の負担が軽減されると考えられています。

純玄米黒酢のとり方①

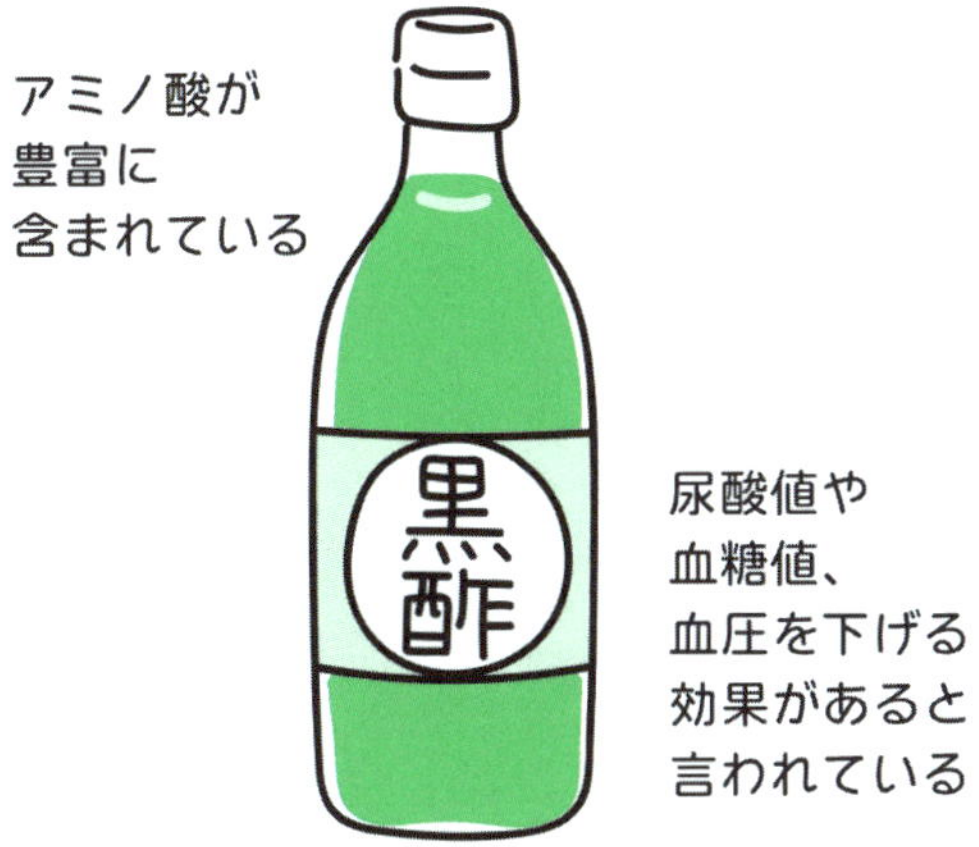
アミノ酸が
豊富に
含まれている
黒酢
尿酸値や
血糖値、
血圧を下げる
効果があると
言われている

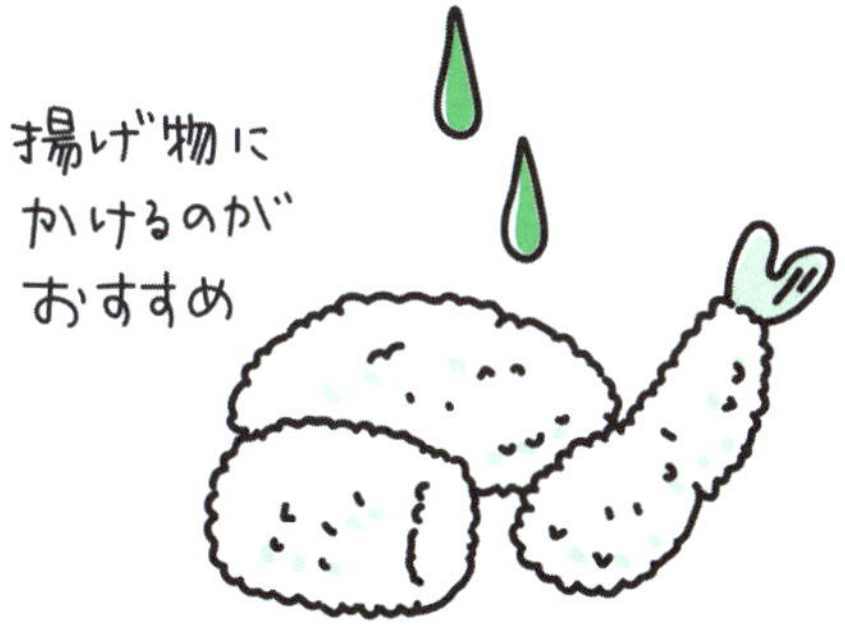
揚げ物に
かけるのが
おすすめ

クエン酸には睡眠の質を向上させる効果もある。

※必須アミノ酸……タンパク質を構成するアミノ酸のうち、人間の体内ではつくり出すことができないアミノ酸のこと。

尿酸値を下げてくれるクエン酸

酢の中に含まれている成分に**クエン酸**と**酢酸**がありますが、この2つの健康効果に注目してみましょう。

クエン酸は、人間が体の中に取り込んだ栄養素をエネルギーに変換するために欠かせない成分です。人間はエネルギーをつくらなければ、生きていくことができません。このエネルギーをつくり出すしくみの1つに「クエン酸回路」があり、クエン酸はこの回路を回す起爆剤のような役割を果たしています。つまり、クエン酸を補給すると、取り入れた栄養素を効率よくエネルギーに変換できるわけです。

クエン酸は体内に蓄積した「疲労物質（乳酸）」を代謝することができるため、疲れにくい体を手に入れる成分でもあるのです。

また、**クエン酸には尿酸値を下げる効果がある**と考えられています。クエン酸を摂取することで尿がアルカリ性に近づくため、尿中の尿酸排出量が増えるというしくみです。

尿酸値が下がれば、痛風腎や尿路結石の予防にもつながるため、多方面で腎臓を守ることにつながるのです。

食後の血糖値を下げる酢酸

一方の酢酸にはどんな効果があるのでしょう？　酢酸には**体重減少効果、血圧低下効果、食後血糖値の抑制効果**があると言われています。

株式会社ミツカンと愛知県半田市が共同で行った「お酢15㎖体験プログラム」では、お酢15㎖と運動を組み合わせて血圧と体重がどのように変化するか、56日間にわたって調査しました。

この調査によると、参加者158人の体重が平均で0・6kg減少し、BMIが25以上の方々は平均1・8kg減少していました。

血圧に関しては、収縮期血圧が7・1mmHg、拡張期血圧が7・6mmHg低下したと報告されています。

収縮期血圧を10mmHgまたは拡張期血圧を5mmHg下げると、脳卒中が30〜40%減少、冠動脈疾患が20%減少、心不全が40%減少すると言われており、黒酢で今の生活だけでなく、将来的な生活の質まで改善できることは間違いありません。

血糖値に関しても、白米だけを食べた人と、白米+お酢15mℓの入った飲料を飲んだ人を比べてみたところ、お酢を一緒に摂取した人の血糖値平均上昇率は、白米だけの人の87%だったという結論が出ています［5］。

食事にお酢を取り入れるだけなので、手軽に実践することができます。

ぜひ、試してみてください。

純玄米黒酢のとり方②

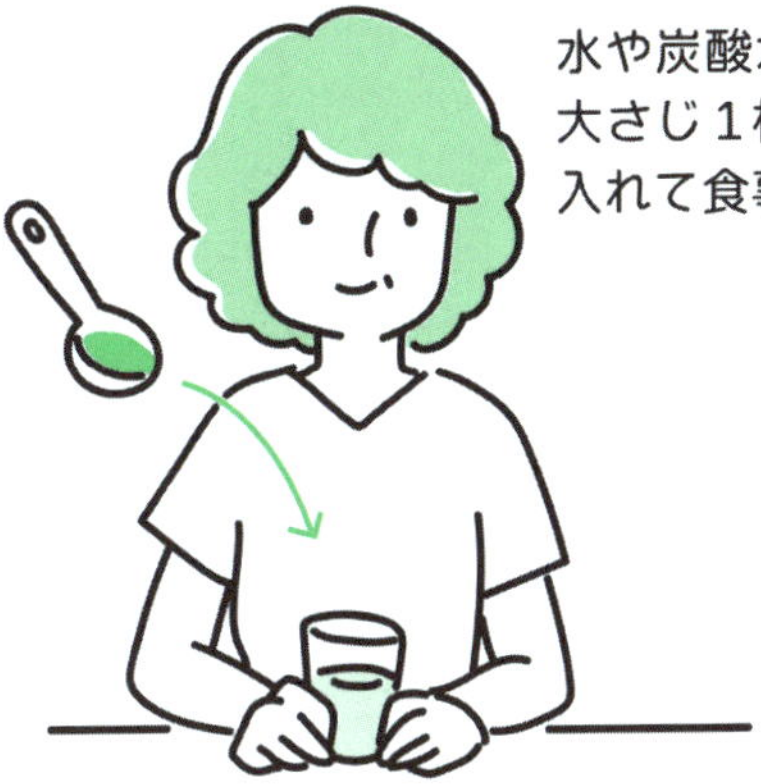
水や炭酸水に
大さじ１杯の酢を
入れて食事中に飲む
酸味が苦手な人は
小さじ1杯からでOK

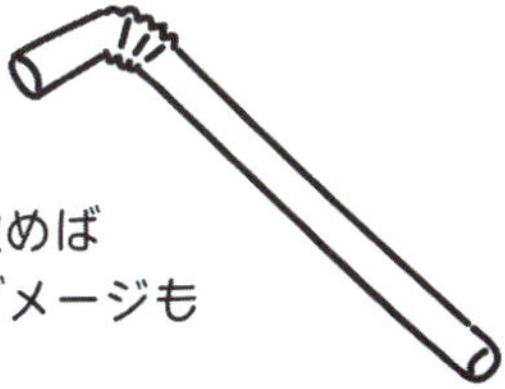
ストローで飲めば
歯に与えるダメージも
少なくなる

酢は刺激が強いので空腹時に摂取するのは避けた方がベター。逆流性食道炎の人も控えた方がよい。

めかぶ——食後の血糖値上昇を抑えてくれる

めかぶとわかめはどう違う?

最後はめかぶです。めかぶは食卓の主役になることは少ないのですが、非常に健康効果の高い食品です。

「めかぶとわかめは何が違うの?」と疑問に思う方もいるでしょうが、実はどちらも同じ食材で、食べる部位が異なるだけです。上部のヒラヒラした部分がわかめで、その根本付近がめかぶ。肉厚でコリコリした食感が、めかぶの特徴です。

食事の最初にめかぶを食べると効果あり

高血糖や高血圧、肥満などが腎臓を弱らせることは、繰り返しお伝えしてきま

めかぶの食べ方

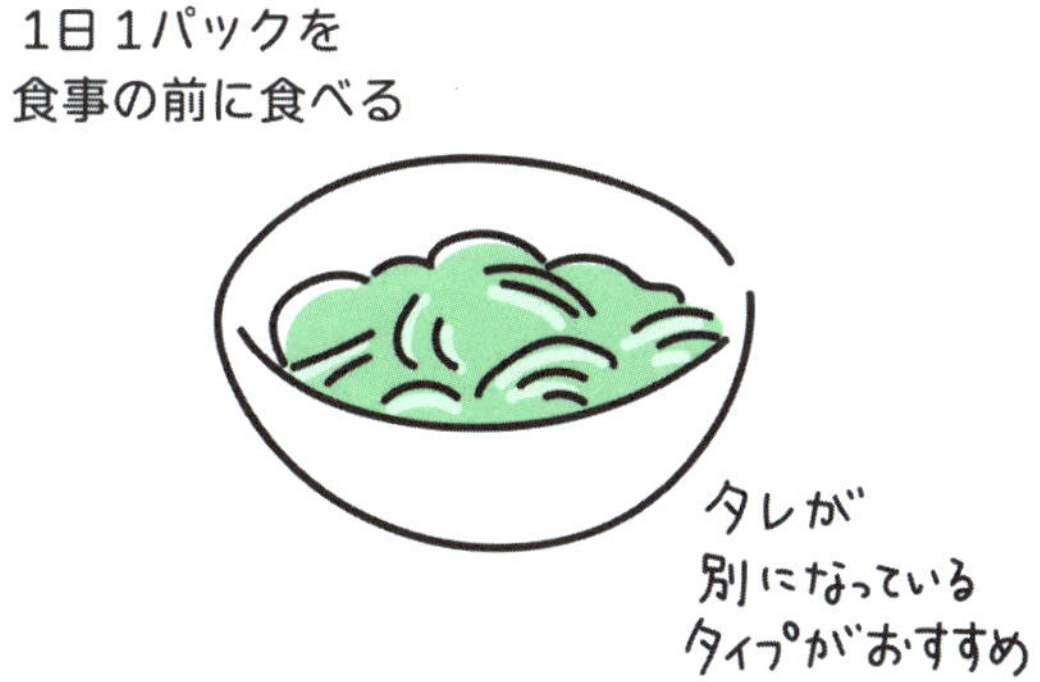
1日 1パックを
食事の前に食べる
タレが
別になっている
タイプがおすすめ

他のヌルヌル食材

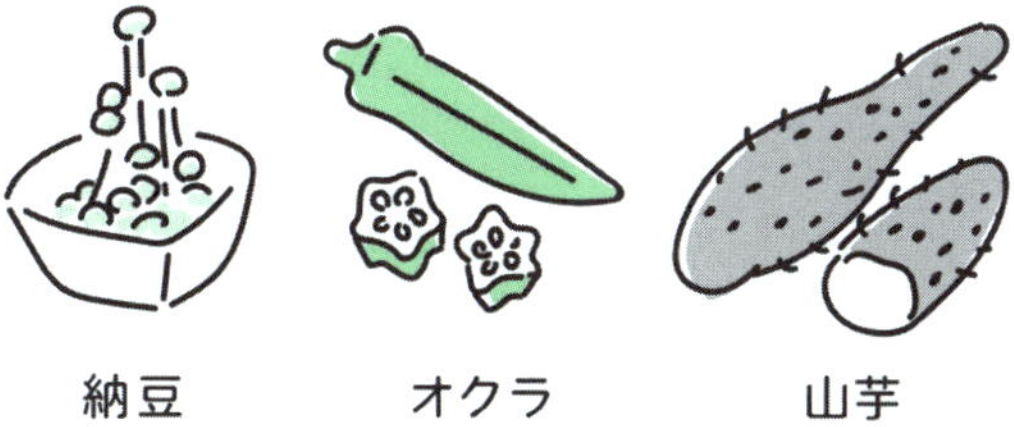
納豆
オクラ
山芋

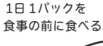

複数のヌルヌル食材を組み合わせることで血糖値の急上昇や塩分吸収の抑制効果が高くなる。

した。こうした症状を進行させないためにも、糖質や脂質、塩分（ナトリウム）の摂取量をコントロールしなければいけません。

とはいえ、「仕事が忙しくてなかなか健康的な食事が食べられない」「何を減らせばいいのかわからない」という方も多いでしょう。そういう方は、食事の最初にめかぶを食べるようにしてください。

めかぶの表面はヌルヌルしていますが、これはアルギン酸やフコイダンといった水溶性食物繊維です。食物繊維には不溶性食物繊維と水溶性食物繊維がありますが、糖質、脂質、ナトリウムの摂取量を抑えるのは水溶性食物繊維です。

水溶性食物繊維はドロッとしたゼリー状なので、**本来体の中に吸収されるはずの糖質、脂質、ナトリウムをからめとって便と一緒に排出してくれる**のです。

食後血糖値の上昇を抑えるめかぶ

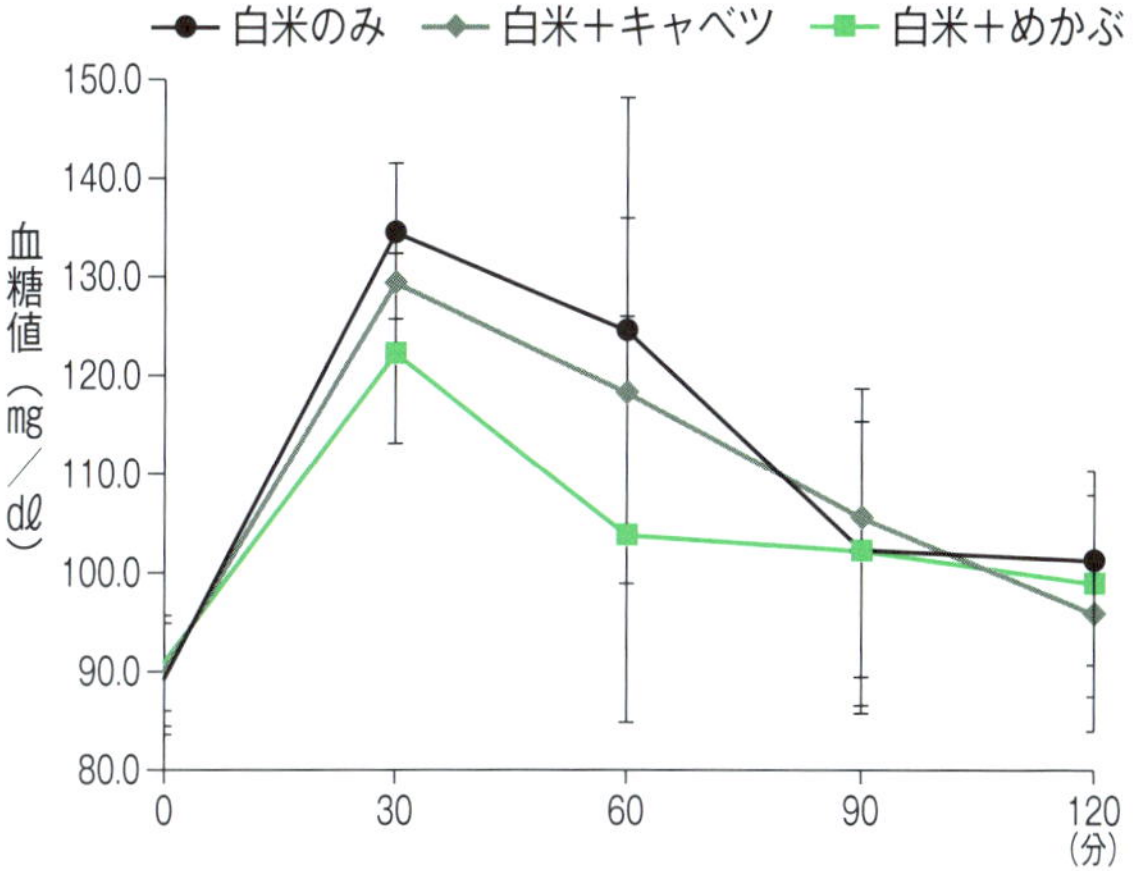

※カネリョウ海藻株式会社と和洋女子大学健康栄養学科・多賀昌樹准教授との共同研究結果より

なかでも糖質の吸収については、こんな調査があります。

和洋女子大学の多賀昌樹准教授とカネリョウ海藻株式会社の共同調査で、3つのグループにそれぞれ「①白米のみ」「②白米＋めかぶ」「③白米＋キャベツ」の食事をしてもらい、食後120分の血糖値の変化を調べました。

②では、めかぶ40gを食べた後に白米を、③では同じくキャベツ40gを食べた後に白米を食べてもらい、

食後血糖値の推移を比較しました。すると、「白米＋めかぶ」を食べた人の血糖値上昇度が一番小さかったのです。

最近、血糖値の急上昇を抑えるために最初に野菜を食べる「ベジファースト」という食べ方が浸透してきましたが、実際はめかぶの方が高い効果が出たのです。

めかぶは便秘解消にも効果あり

先ほど、めかぶにはフコイダンという水溶性食物繊維が含まれていると書きました。実はこの成分、**便秘の解消にも効果を発揮する**のです。

フコイダンは小腸で吸収されずに大腸まで到達し、腸内細菌のエサとなり、短鎖脂肪酸をつくり出します。

短鎖脂肪酸とは善玉菌が発酵分解することによってつくられる物質ですが、難しいことはさておき、ここではこの物質が腸内環境を「弱酸性」に保ってくれるということを知っていただければいいでしょう。

腸内が弱酸性になると、どうなるのでしょうか？

まず、食中毒菌や感染症を起こす微生物や、腸内環境を悪化させる悪玉菌の増殖が抑えられます。その結果、善玉菌であるビフィズス菌が増えて、便秘が解消されるのです。

便秘と腎機能の関係については前章でふれましたが、便秘がちな人は慢性腎臓病のリスクが高くなるということでした。つまり、めかぶの成分によって便秘が解消されるということは、結果的に腎臓を守ることにつながるのです。

腎臓を守るその他の食べ物

腎臓が喜ぶ週2回の青魚

ここまで、腎臓にやさしい「黒い食べ物」をご紹介してきました。

もちろん、腎機能を高めてくれる食材はこれだけではありません。

最後に、腎臓に良いおすすめの食材を2つ挙げておきましょう。


まずは**青魚**。

青魚とは、サバ、マグロ、イワシ、サンマなど背が青い魚のことを指します。

青魚には疲労回復効果があるバレニンや高血圧を予防するタウリンなどが含まれていますが、なかでも注目したいのが**オメガ3系脂肪酸**です。

オメガ３系脂肪酸は、体を健康に保つ上で不可欠な「必須脂肪酸」ですが、慢性腎臓病の発症リスクを抑えてくれるほか、糖尿病や心疾患、認知症予防にも効果があると言われています。

これほどメリットの多いオメガ３系脂肪酸ですが、体内では合成できないため食事で摂取しなければいけません。

オメガ３系脂肪酸の１日の摂取推奨量は男性で約２０００㎎、女性で約１６００㎎と言われています。

青魚１００gあたりの含有量はマグロ３２００㎎、サバ３１００㎎、イワシ８７０㎎ですから、週に2回程度青魚を食べて、オメガ３系脂肪酸配合の食用油（アマニ油やえごま油）を取り入れれば、十分な量を摂取することができるでしょう。

脂質の少ない肉で動脈硬化を防ごう

もう1つは脂質の少ない肉です。

将来の腎機能低下を防ぐためには、カロリーをコントロールして、肥満予防や動脈硬化を防ぐ必要があります。

そのためには、**脂質の少ないヘルシーな肉**を選びましょう。

たとえば、同じ豚肉でも食べる部位によって脂質の量は変わってきます。

脂身付きバラ肉の100gあたりの脂質は40・1gであるのに対し、ヒレ肉はたったの1・7g。鶏肉も皮付きのもも肉では脂質が14・7gなのに対し、ささみでは0・8gに抑えることができます。

また、余分な油をあらかじめカットしておくのもよいでしょう。

皮付きの鶏もも肉なら、調理前に皮をそいでおけば脂質を70%カットすることができます。このように、**調理の段階で余分な脂質を排除する**ことでも簡単にカロリーのコントロールができますから試してみてください。

＊　＊　＊

食事は人生における大きな楽しみの1つです。

腎臓に良い食事をとることは大事なことですが、あまりに制限を厳しくしたり、我慢したりすると、せっかく身についた食習慣が続きません。

「ほどほど」を心がけながら、腎臓をいたわってあげましょう。

今日からできる
腎臓を守る行動リスト

1 甘いジュースや清涼飲料水は控える

2 食事の最初に野菜（めかぶ）を食べる
↓ 炭水化物は最後に

3 食事以外で1〜1・5L《リットル》のこまめな水分補給
↓ 十分な水分補給が腎臓の負担を減らす

4 果物・野菜を積極的に食べる

5 食後にストレッチなどの軽い運動を心がける

6 寝る前にスマートフォンやタブレットなどを見ない

↓ 睡眠障害を防ぐため

7 腹式呼吸でリラックスする

↓ ストレスを溜め込まない

『日本糖尿病学会誌63(6)』 三島英換、阿部高明　2020
[4]「グアニル酸シクラーゼ C 受容体作動薬リナクロチドはアデニン誘発性慢性腎不全マウスモデルにおける腸-心-腎連関を緩和する」 阿部高明、原(南都)文香他　東北大学　2019
■第4章
[1]『日本食品標準成分表2015年版(七訂)』 文部科学省
[2] 「ビタミンDによるサルコペニアの予防·改善の分子基盤の解析」 亀井康富
[3] 「Vitamin D Deficiency Is a Potential Risk for Blood Pressure Elevation and the Development of Hypertension」 Yusuf Karadeniz, Fatma Özpamuk-Karadeniz他 National Library of Medicine 2021
「Effect of Vitamin D Supplementation on Blood Pressure」 Louise A. Beveridge, Allan D. Struthers他　National Library of Medicine 2015
[4]「Dietary protein intake in midlife in relation to healthy aging – results from the prospective Nurses' Health Study cohort」 Andres V Ardission Korat, M Kyla Shea, Paul F Jacques他　The American Journal of CLINICAL NUTRITION 2024
[5]「食酢の食後血糖上昇抑制効果」『日本糖尿病学会誌54(3)』 遠藤美智子、松岡孝　2011

<参考ウェブサイト>
■大正製薬「腸活ナビ」
https://brand.taisho.co.jp/contents/chokatsu/014/
■糖尿病ネットワーク
https://dm-net.co.jp/calendar/2024/038108.php
■ミツカン×半田市(愛知県)お酢15ml体験プログラム結果発表
https://www.mizkan.co.jp/health/sunochikara/handa-taikan/

【参考文献】
■はじめに
[1]「透析人口における平均余命」『2004年末調査項目に関する予後解析』　日本透析医学会
[2]「エビデンスに基づくCKD診療ガイドライン2023」　日本腎臓学会
■第1章
[1]『日本内科学会雑誌』106:911~918, 2017
[2]「Chronic kidney disease and cardiovascular disease in a general Japanese population」Toshiharu Ninomiya, Yutaka Kiyohara, Michiaki Kubo 他　National Library of Medicine 2005
[3]『日本内科学会雑誌』108:2275~2285, 2019
[4]『新訂版　図解ワンポイント　生理学』　片野由美、内田勝雄　サイオ出版
■第2章
[1]「Sleep Quality and Sleep Duration with CKD are Associated with Progression to ESKD」Ryohei Yamamoto 他　National Library of Medicine 2018
[2]「歯科疾患実態調査（令和4年）」　厚生労働省
■第3章
[1]「Association between Unhealthy Dietary Habits and Proteinuria Onset in a Japanese General Population: A Retrospective Cohort Study」Toshiaki Tokumaru, Tadashi Toyama, Akinori Hara他 National Library of Medicine 2020
[2]「Dietary Carbohydrate and Fat Intakes and Risk of Mortality in the Japanese Population: the Japan Multi-Institutional Collaborative Cohort Study」Takashi Tamura, Kenji Wakai 他　National Library of Medicine 2023
[3]「腸内細菌叢が腎臓病に与える影響 ―正と負の両側面から―」『日本腎臓学会誌59(4)』　三島英換、阿部高明　2017
「腸内細菌叢と生活習慣病 3. 慢性腎臓病と腸内細菌叢~腸腎連関」

著者プロフィール

看護師ざき（かんごしざき）

YouTuber
看護師　腎臓病療養指導士
腹膜透析認定指導看護師　腎代替療法専門指導士

長野県出身。看護師免許を取得した後、8年間、急性期病院で腎臓内科、糖尿病内科、血液内科に勤務する。

糖尿病や腎臓病の食事管理や治療法の選択について悩む人たちに、有益な情報を提供したいという思いから、2021年よりYouTube「看護師ざき・腎臓サポートチャンネル」での発信を始める。現在、同チャンネルの登録者数は17万人超（2024年9月現在）で、動画の総再生回数は3000万回を突破。腎機能に不安を抱える老若男女から絶大な支持を得ている。

■看護師ざき・腎臓サポートチャンネル
https://www.youtube.com/@Kidney-Nurse-Zaki/featured

編集協力　吉田和佳子
本文イラスト　うちこ
装丁　坂本真一郎（クオルデザイン）
図版・DTP　メディアネット
資料提供　有限会社髙木商店
本文デザイン　尾本卓弥（リベラル社）
編集人　安永敏史（リベラル社）
編集　木田秀和（リベラル社）
営業　津田滋春（リベラル社）
広報マネジメント　伊藤光恵（リベラル社）
制作・営業コーディネーター　仲野進（リベラル社）

編集部　中村彩
営業部　津村卓・澤順二・廣田修・青木ちはる・竹本健志・持丸孝

腎臓を強くすれば長生きできる

2024年10月23日　初版発行
2025年 5 月27日　3版発行

著　者　看護師ざき
発行者　隅田直樹
発行所　株式会社 リベラル社
〒460-0008　名古屋市中区栄3-7-9　新鏡栄ビル8F
TEL 052-261-9101　FAX 052-261-9134
http://liberalsya.com
発　売　株式会社 星雲社（共同出版社・流通責任出版社）
〒112-0005　東京都文京区水道1-3-30
TEL 03-3868-3275
印刷・製本所　モリモト印刷株式会社

ISBN978-4-434-34662-0　C2077

209001